当代卫生事业管理学术丛书

失能老年人长期照护体系研究

王　静　著

资助项目：中央高校基本科研业务费资助，华中科技大学自主创新项目（2016YXZD028）

科　学　出　版　社

北　京

内 容 简 介

本书通过梳理老年人失能的内涵特征及现状、长期照护服务的类型及影响因素，以大样本数据分析为基础，阐述我国老年人的失能规律与照护服务提供标准之间的关联，结合典型地区长期照护服务与管理的经验，提出完善我国长期照护服务体系的设想。本书在定量分析和定性分析相结合的基础上，分析了老年人失能规律与长期照护服务标准之间的对应关系，为科学制定长期照护服务的筹资和补偿策略提供依据。

本书适合从事相关卫生政策、社会学的研究者和学者，从事失能老年人照护工作相关的实际工作者，以及对老年人失能和照护服务感兴趣的其他读者阅读。

图书在版编目（CIP）数据

失能老年人长期照护体系研究 / 王静著. —北京：科学出版社，2020.8
（当代卫生事业管理学术丛书）
ISBN 978-7-03-061193-2

Ⅰ. ①失… Ⅱ. ①王… Ⅲ. ①老年人–护理–研究 Ⅳ. ①R473.59

中国版本图书馆 CIP 数据核字（2019）第 090030 号

责任编辑：徐　倩 / 责任校对：贾娜娜
责任印制：张　伟 / 封面设计：无极书装

科 学 出 版 社 出版
北京东黄城根北街 16 号
邮政编码：100717
http://www.sciencep.com

北京虎彩文化传播有限公司 印刷

科学出版社发行　各地新华书店经销

*

2020 年 8 月第 一 版　开本：720×1000　B5
2021 年 1 月第二次印刷　印张：11 1/4
字数：220 000

定价：102.00 元
（如有印装质量问题，我社负责调换）

总　序

一

　　《易经》有云："举而措之天下之民，谓之事业。"卫生事业，则以保障和促进人民身体健康为使命，以社会稳定和发展为目标。它关系到千家万户的幸福安康，关系国家和民族的未来。因此，卫生事业的使命是伟大的，其性质是神圣的。而在这宏伟而灿烂的旗帜指引下，运用知识、学术去推动卫生事业的发展，去寻求解决卫生事业发展历程中面临的问题和困境之路，这一力量也是非凡的。

二

　　谈起卫生，人们往往将其与生命健康相联系。诚然，卫生事业管理作为以保障公众健康为宗旨的一门学科，在经历了近 30 年的发展历程后，已逐渐走向成熟；并在相关学科的渗透和影响下，其内容不断丰富、发展、系统和科学。特别是在社会医学视野下，卫生事业管理立足于以医学和管理科学为核心的跨学科发展模式不断拓展，已经形成了卫生政策规划、卫生制度健全、卫生资源配置、卫生服务保障、卫生法律法规、卫生经济管理、卫生信息管理等多位一体的全方位、多维度研究模式。

　　与此同时，卫生事业体现了政府和社会的责任，卫生事业发展要求同国民经济和社会发展相协调。改革开放以来，政府对卫生事业日益重视，中国卫生事业快速发展，医疗技术水平提高了，服务规模扩大了，医疗保障制度逐步健全了，传染病有效控制了……

　　这些都是卫生领域的福音。但我们也要认识到，困境、障碍、瓶颈同时也困扰着卫生事业的发展，公正、公平、正义等卫生价值体系需要我们去厘清和实现。而对此，知识分子是能够做一些事情的。

　　同济，蕴含同舟共济之意。同济学人时刻投身于卫生领域，在卫生事业发展历程中，与社会各界人士同一方水土，共一番事业。华中科技大学同济医学院医药卫生管理学院始建于 2001 年，是教育部部属高校唯一的一所集教学、科研、培训和咨询为一体的医药卫生管理学院，多年来广大师生同策同力，共同组建了一支充满创新和探索精神的卫生事业管理研究队伍，承担大量国际国内研究项目，产出了一系列学术成果。

为推动卫生事业管理学科领域的发展，分享学院的学术见解，在科学出版社的大力支持下，并报有关部门批准，我们拟用 3 年时间出版"当代卫生事业管理学术丛书"，并邀请国内外知名学者担任本丛书的学术顾问。

本丛书包括著作十余部，其内容主要基于学院教师承担的国家自然科学基金、国家社会科学基金、国家科技支撑计划等重要科研项目，围绕国家医疗卫生政策、医疗卫生改革、国家基本医疗保障、社区医疗与新型农村合作医疗、医院管理理论与实践、国家与区域卫生信息化、卫生与健康信息资源管理等方面的相关研究成果进行出版。

就理论研究而言，本丛书将从多角度、多层次论证我国医疗卫生事业发展的宏微观问题，完善新时期我国卫生事业发展学术研究框架，表现并提升我国在该学科的研究能力；就学术应用而言，本丛书将在大量论证的基础上，提出具体方案，以支撑我国医疗卫生事业的政策规划、医疗卫生改革的深化推进、医疗卫生机构的管理运行实践；就学科发展而言，本丛书将广泛借鉴国内外医疗卫生事业管理学科的重要研究成果，引入最新研究方法与手段，对我国卫生事业管理学科体系的健全、内容的拓展、方法的更新和研究的深入具有重要价值。

我们希望"当代卫生事业管理学术丛书"的出版能对卫生事业管理研究有所推动；能对卫生事业管理实践有所裨益；能对我国甚至全世界的卫生事业发展有所贡献。这是本丛书所有编写人员希望看到的。但是否做到了，则留待广大的读者朋友去评判了。

华中科技大学同济医学院医药卫生管理学院

2014 年 5 月 20 日

前　言

　　随着我国人均期望寿命的不断延长，老龄人口的绝对数量和相对占比都在日渐增长。伴随人口结构快速变化而来的老龄化问题，正在对我国社会和家庭产生深远的影响。妥善处理老龄化带来的一系列有关社会、经济、文化等的挑战，不仅涉及维护老年人合法权益、提升老年人生活的幸福感，也关乎家庭和谐、社会稳定，是我国政府现阶段必须正视的社会问题。

　　维持和促进老年人的健康是老龄化社会需要重点关注的问题。早在2002年联合国大会通过的《马德里政治宣言》和《马德里老龄问题国际行动计划》等相关建议中就明确了老龄化社会三个优先行动的领域："老年人与发展；提高老龄健康和福祉；确保有利和支持性的环境。"其中老年人的健康涉及医疗服务的需求和照护服务的需求。

　　随着我国医疗保障制度的不断完善，老年人的医疗服务需求基本能够得到满足，与此相对，老年人（特别是失能老年人）的照护服务需求成为紧迫需要解决的问题。我国在老年人照护服务问题上，一方面面临着老年人和失能老年人数量持续增长，另一方面随着社会的变迁和人口的流动、家庭规模的缩小和老年人家庭的空巢化，延续了千百年的"养儿防老"价值观正在土崩瓦解，以家庭成员为主的非正式照护体系不但在人力上捉襟见肘，而且在经济承受力上也不堪重负。因此，在如今社会福利制度不断健全和完善的背景下，为失能老年人构建制度化的长期照护体系是社会经济发展的必然选择。

　　要建立正式的长期照护体系，就必然要考虑服务提供者、服务对象、服务内容、服务标准和规范、筹资来源及水平、补偿方式及范围等一系列体系构建相关问题。其中政府应该承担怎样的责任，正式长期照护体系与非正式照护体系之间是怎样的关系，基于我国现阶段有限的政府财力投入和个人及家庭的经济可负担性，正式的长期照护体系应该优先为哪些老年人提供何种水平的照护服务成为急需解答的问题。

　　因此，本书从我国老龄化现状及特征谈起，着重围绕因各种原因导致的老年人失能问题及引起的健康负担，剖析老年人失能的内涵及外延，结合国内外现状和既往经验，运用宏观分析和微观例证，探究应对老年人失能问题的社会支持模式，并基于既有相关理论研究和典型地区的实践经验，提出我国失能老年人长期照护体系构建的整体设想。全书共包括七个部分内容：第一章是关于人口老龄化背景下的健康负担，以及全社会在意识上和行动上所需要做出的应对；第二章引入老年人失能问题，阐述失能的相关概念、类型、特征规律等；第三章分析了失能老年人的社会支持体系，从而提出长期照护服务的概念内涵、影响因素、特征和面临的挑战等；第四章是作者关于失能规律的实证研究，其目的是探究失能规律与长期照护服务标准之间的联系，从而为长期照护服务筹资作铺垫；第五章基于长期照护服务成本的构成分析，探讨长期照护服务的筹资与补偿模式；第六章通过梳理典型代表地区的长期照护服务提供及管理的经验，为构建我国正式长期照护体系提供参考；第七章在对相关理论进行辨析、对我国长期照护体系试点实践进行剖析的基础上，提出了构建我国长期照护体系主体框架和支撑体系的设想。

本书得到中央高校基本科研业务费、华中科技大学自主创新项目（2016YXZD028）的资助。

刘慧敏、刘跃同学参与了大量的现场调研和数据整理工作，李艾春、向琴同学参与了大量的文字梳理和编辑工作，王雪莹同学参与了文字校对工作，在此表示感谢。

由于笔者水平有限、撰写时间仓促，书中难免有不足之处。书中有些观点和结论可能与相关领域学者的观点并不一致，但本书撰写过程以相关理论为基础、以现场研究为证据、以实践经验为参照，旨在抛砖引玉，为完善我国社会保障体系提供有限的参考及借鉴。欢迎专家学者及广大读者批评指正、不吝赐教。

目　　录

第一章 人口老龄化与老年人失能

在开始深入探讨老年人失能及长期照护问题之前，客观分析和评判其之所以能够成为一个广受全球关注的热点问题的背景十分必要。如果失能的老年人只是少量个体，或者失能老年人引发的社会问题不是那么广泛和深远，抑或是应对老年人失能不需要投入极大的社会资源，那么老年人失能及长期照护问题也许研究起来就没有如此大的意义。

然而，正因为失能老年人数量日趋庞大、所需要消耗的社会资源日益增长（增幅及增速甚至与某些国家或地区的经济增长水平不相匹配），以及对失能老年人的照护服务涉及个体、家庭、群体乃至整个国家和社会。因此，在这样的前提下，探讨老年人失能及长期照护问题显得尤为重要和紧迫。而这个前提有一个不可回避的背景，那就是日趋严重及广泛的人口老龄化。

因此，本章从人口老龄化的现状入手，在分析人口老龄化对社会挑战的基础上，分析老年人失能的现状及可能的应对策略。为后面深入分析失能的特征、应对失能的长期照护服务，以及如何从测算、筹资等角度来剖析长期照护服务的现状、经验、问题，并为进一步探讨在我国构建长期照护服务体系的设计框架和思路等提供一些铺垫。

第一节 人口老龄化的现状及挑战

人口老龄化是全球各个国家和地区普遍面临的共性问题，本节以人口老龄化的判定依据为基础，分析人口老龄化的现状及产生原因，并探究我国人口老龄化的特征及其对我国的挑战。

一、人口老龄化概述

（一）人口老龄化的判定依据

人口老龄化的判定是以人口的年龄结构为依据的。人口年龄结构是指特定时刻某个区域各年龄段的人口数在总人口数中所占的比例，根据不同年龄段人口（如0~14岁、15~59岁、60岁及以上）占比的大小，可以判定一个区域人口年龄结构的类型。其中，60岁或65岁及以上的人口占比尤为引人关注，这是源于国际上对老年人年龄的判定标准。

根据1956年联合国确定的评判标准（United Nations，1956），当一个国家或地区65岁及以上老年人口数量占总人口比例超过7%时，则意味着这个国家或地区进入老龄化。1982年，在维也纳召开的老龄问题世界大会通过的《老龄问题国际行动计划》成为老龄问题思维和行动的指南。在这次大会上确定，当一个国家或地区60岁及以上老年人口占总人口比例超过10%，也意味着这个国家或地区进入老龄化。这两个标准也被国际社会广泛用于评判一个国家或地区的人口老龄化程度。

根据1996年颁布的《中华人民共和国老年人权益保障法》第二条，我国将六十周岁以上的公民称为老年人。

（二）人口老龄化的现状

随着20世纪中期欧洲产业革命的发展，西方很多国家早早进入了老龄化，截至20世纪60年代，人口老龄化成为很多发达国家共性的社会问题。美国人口调查局预测（U.S. Census Bureau，2005），美国65岁以上的老年人将在2030年达到0.741亿人（约占总人口的20%）。而在亚洲，日本是最早进入老龄化的国家之一，早在20世纪70年代就进入了老龄化社会。

2000年我国第五次人口普查数据显示，全国总人口数为129 533万人，60岁及以上人口为12 997万人，占总人口数的10.03%；65岁及以上的人口为8 811万人，占总人口的6.96%，因此我国于第五次人口普查之后宣布进入老龄化社会。到2010年我国第六次人口普查时（中华人民共和国国家统计局，2011），60岁及以上人口约为1.78亿人，占13.26%；其中65岁及以上人口约为1.19亿人，占8.87%，老龄化程度进一步加深。而上海市是我国最先进入老龄化的城市，早在1979年，上海市60岁以上的老龄人口占总人口的比重就已经超过了10%。

（三）人口老龄化的原因分析

1. 人类期望寿命普遍增长

20 世纪 50 年代初，全球人口平均期望寿命仅 46.5 岁，到 70 年代末人口平均期望寿命提高至 59.8 岁，而在 21 世纪初人口期望寿命提高至 65.4 岁（蔡玥，2012）。而根据世界卫生组织（World Health Organization，WHO）2018 年统计数据，2016 年全球平均期望寿命为 72 岁，而且，全球 2016 年达到 60 岁的人群预期还能再活 20.5 年。其中，女性平均期望寿命为 74.2 岁，男性为 69.8 岁。欧洲和太平洋西岸地区的人口平均期望寿命最高，分别为 77.5 岁和 76.9 岁，亚洲地区平均为 69.5 岁，非洲地区最低，平均为 61.2 岁。我国 2016 年人口平均期望寿命为 76.4 岁，位列公布的 183 个国家或地区的第 52 位[①]。与 1949 年的人口平均期望寿命约 40 岁相比，变化举世瞩目。

全球性人群期望寿命的不断延长得益于全球卫生环境的不断改善，以及卫生技术水平的不断提升，人群因疾病导致的死亡率迅速下降。然而，期望寿命的增长同时也意味着老年人数量将不断增加，特别是在我国，伴随人口平均期望寿命迅速提升的还有我国高速增长的老年人口比例。

2. 生育率下降

伴随经济水平的提升，人们的生育观念与生育行为发生了很大变化，快速的生活节奏、持续的生活压力、高昂的养育成本都使得人们主观上不愿意多生育，甚至不生育。发表在《柳叶刀》上的一篇文章显示（Murray et al.，2018），1950 年，全球每个女性一生中平均生 4.7 个孩子，而到 2017 年减少到 2.4 个，全球约有半数的国家或地区正在面临"婴儿荒"。联合国人口基金 2018 年《世界人口状况》显示，2017 年全球平均每名妇女育有 2.5 名子女，而中国仅为 1.6 名。

2018 年我国人口出生率为 10.94‰，比 2017 年下降 1.49 个千分点；人口死亡率为 7.13‰，略升 0.02 个千分点；人口自然增长率为 3.81‰，下降 1.51 个千分点[②]。因此现阶段我国人口呈现低出生、低死亡、低增长的发展态势。但我国生育率下降除了育龄人群的主观意愿外，还有一个非常关键的政策干预因素，那就是于 20 世纪 70 年代末开始实行的国家计划生育政策，导致家庭规模明显缩小。从 1949 年前户均 5.9 人降到 1990 年我国第四次人口普查时的户均 3.96 人，2010 年第六次人口普查时进一步下降到户均 3.10 人。

---

① https://www.who.int/gho/mortality_burden_disease/life_tables/situation_trends/en/.

② http://www.stats.gov.cn/tjsj/sjjd/201901/t20190123_1646380.html.

随着平均期望寿命的不断延长以及出生率的不断下降，老年人口所占比重持续上升，老龄化程度正在加深。

二、我国人口老龄化特征及挑战

我国由于人口基数庞大，自进入老龄化社会后，一跃成为全世界老年人口最多的国家。而且在我国特定的社会经济环境下，人口老龄化具有独特的特征并带来特定的挑战。

（一）我国人口老龄化特征

1. 老龄人口基数大且增长速度快

与西方发达国家老龄化进程相比，我国人口老化的速度更快。相较发达国家几十年甚至百余年的老龄化进程，中国从 1982 年 60 岁及以上人口占 7.6% 到 2000 年超过 10% 只用了 18 年。据联合国预测（United Nations，2002），2000~2025 年我国老年人口将以平均每年 3.3% 的速度增长，远超同期世界老龄人口年均 2.5% 的增速，而 2025~2050 年老年人口增速将达到平均每年 4.1%，因此，预计 2025 年我国 60 岁及以上老年人口占比将达到 19.5%，到 2050 年该占比将达到 29.9%。甚至有学者预测（吴玉韶等，2014），中国老年人口到 2050 年时将达到全世界老年人口的约四分之一（全世界将有 20.2 亿名老年人，而中国老年人口将达到 4.8 亿人）。

不仅老龄人口增速快，老龄人口中高龄老年人（通常指年龄在 80 岁以上的老年人）增速也非常显著。2010 年第六次人口普查报告显示，80 岁以上高龄老年人已达 2 000 万人左右，根据桂世勋（2004）预测，21 世纪我国 80 岁及以上高龄人口的增速将不仅明显超过总人口数的增长速度，也将明显高于老年人口的增长速度，预计到 2020 年，80 岁以上老年人口将达到 3 067 万人。

2. 老龄化速度与经济发展速度的不匹配

在我国，人口老龄化超前于经济发展，这一挑战被学者们概括为"未富先老"。早在 20 世纪 80 年代就有学者提出我国"未富先老"的概念。邬沧萍等（2007）认为，"未富"体现在中国人均 GDP（gross domestic product，国内生产总值）和财富积累较低、养老资源匮乏、社会发展程度较低三个方面；"先老"则兼有人口结构"增龄的过程"（人口平均年龄提高）和"老龄化的状态"（人口进入老年型，超过人口老龄化标准）两种含义。

我国"未富先老"的特征从一组数据可以说明。2000 年末，当我国 65 岁及以上人口比例达到 7% 时，人均国民生产总值（gross national product，GNP）为 840 美元，而当美国、日本等发达国家老年人口比例达到 7% 时，人均 GNP 分别为 1 392 美元（1944 年数据）和 1 940 美元（1970 年数据）（姜向群等，2006）。全球人口约在 2001 年达到人口老龄化，按购买力平价（purchasing power parity，PPP）计算，全球人均 GDP 为 7 442 美元，而 2000 年我国人均 GDP 仅为 3 976 美元（朱之鑫，2002）。

（二）我国人口老龄化的挑战

虽然 WHO 在 2016 年《关于老龄化与健康的全球报告》中反复强调人口老龄化并不只是意味着挑战，由于全球很多地区 60 岁及以上的老年人实质上还在为家庭、社会贡献自己的力量，因而连前任 WHO 总干事陈冯富珍女士也认同人口老龄化可被看作个人和社会所面临的丰厚的新机遇。但是结合在富裕国家人口老龄化所产生的广泛影响，在我国经济定位还处于发展中国家行列的前提下，我们不得不正视高速而至的人口老龄化可能会带来的一系列问题和挑战。

1. 赡养负担沉重

伴随老龄化产生的劳动力人口相对不足从而造成赡养负担沉重，是每个区域人口老龄化都会面临的共性问题，此外，我国由于计划生育政策导致的人口断崖式变化在赡养负担方面还带来了特异性的挑战。

劳动力赡养负担（赡养系数或赡养比）一直被认为是一个较为敏感的衡量人口年龄结构对经济影响的指标，即指非劳动力人口数量（老年人口+未成年人口）与劳动力人口数量之间的比率。赡养比越大，意味着劳动力的赡养负担就越严重。而老年人口赡养比则相对更为直接地度量了劳动力的养老负担，人口老龄化的结果将直接导致老龄人口赡养比的不断提高。

WHO 的报告指出了劳动力赡养负担的局限性，认为这个指标发挥影响的前提是建立在"假定每个劳动年龄人口都有工作，而每个老年人都是需要在经济上依赖他人的依赖者"的假设基础之上的。事实上据统计，2009 年欧盟有超过三分之一的劳动年龄人口实际上并未工作，而很多超过 65 岁的人仍属于积极的正式劳动者。但是，老年人赡养比依然被作为世界上评判一个国家或地区人口红利的关键指标。

根据 2018 年《中国统计年鉴》（中华人民共和国国家统计局，2018），2017 年我国老年人赡养比为 15.9%，而 1982 年我国老年人赡养比仅为 8.0%。由此可见，我国人口老龄化所带来的社会经济压力前所未有。而且这种压力是产生在上面所提及的"未富先老"这样一个特定社会环境下的。

很多发达国家（如美国、日本等）的人口老龄化是在工业化完成后，由于死亡率不断下降、生育率也开始下降，从而逐步进入老龄化社会的。因此，它们通常有充足的时间来发展经济、为迎接老龄化做好准备。然而，我国的人口老龄化并不是一个自然发展的过程，由于特定形势下国家推行计划生育政策，人口生育率在很短的时间内下降到较低水平，而此时我国的经济仍处于发展中国家行列，工业化和城镇化进程均尚未完成，在应对老龄化的时候，我国不如一些"先富后老"的国家那样具有充分的时间和经济实力。

2. 老年人家庭空巢化带来的多重压力

城镇化进程导致人口迁移频率加快，受西方文化和价值观的冲击，子女独立生活的意识被普遍接受，因此子女与老年人同住的情况日趋减少。根据第六次全国人口普查数据，我国家庭中单身老年人的家庭超过 1 824 万户，而仅有一对老年夫妇的家庭户超过 2 189 万户，分别占所有老年人家庭户的 14.84% 和 17.81%，即共有约三分之一的老年人家庭是空巢家庭。而空巢化现象在农村尤为普遍，因而形成了一类特殊的群体，被称为"留守老人"。

留守老人通常指那些生活在农村、因子女长期（通常半年以上）离开户籍地进入城镇务工或从事其他生产经营活动而在家留守的老年人。根据 2016 年民政部摸底调查，我国约有 1 600 万名农村留守老人[①]。与城市空巢老人不同，农村留守老人因为收入来源单一，通常不得不为了生计持续劳作，因此承受着身体上、经济上和精神上的多重压力。

3. 疾病谱变化带来的健康挑战

伴随人口老龄化到来的，还有我国人群疾病谱的变化。我国的疾病谱由过去以急性传染性疾病、寄生虫病为主体，转变为现阶段以慢性非传染性疾病为主体。根据国家卫生健康委员会（简称国家卫健委）2016 年公布的数据，我国 2.22 亿名老年人中近 1.5 亿名患有慢性病，而且慢性病占中国老年人群死因的 91.2%。慢性病患病率成为影响老年人群健康的主要问题。根据我国第五次国家卫生服务调查（国家卫生计生委统计信息中心，2015），老年人的慢性病患病率为 71.8%（图 1-1），且患多种慢性病的情况也较为严重，老年人患 1 种慢性病的比例为 33.6%，患 2 种及以上慢性病的比例为 16.2%。

---

① http://www.mca.gov.cn/article/gk/jytabljggk/zxwyta/201811/20181100013102.shtml.

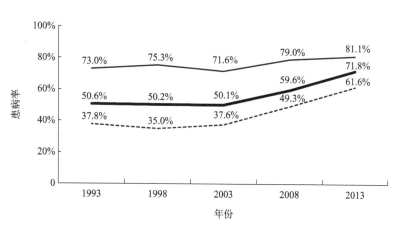

图 1-1　历次国家卫生服务调查老年人慢性病患病率

资料来源：国家卫生计生委统计信息中心. 2013 第五次国家卫生服务调查分析报告. 北京：中国协和医科大学出版社，2015

　　慢性疾病不仅危害老年人的身体健康，造成长期和持续的医疗费用支出，还会损害老年人的日常活动能力，造成失能从而影响生活质量。根据 Jagger 等（2011）对部分经济合作与发展组织（Organisation for Economic Co-operation and Development，OECD）国家的测算，65 岁以上老年人的平均失能率为 11%。而根据中国老年健康影响因素跟踪调查（曹信邦，2015），我国 65 岁及以上老年人中度以上失能率为 12.3%。在 2016 年 10 月全国老龄工作委员会办公室、民政部、财政部共同发布的第四次中国城乡老年人生活状况抽查结果中，我国失能、半失能老年人约 4 063 万人，占全国老年人口的 18.3%；其中完全失能老年人 1 239.7 万人，66.9% 的完全失能老年人分布在农村地区。

　　当然，并不是所有的老年人失能都是由于慢性疾病导致的，先天性机体功能障碍、意外、老年人身体状况的自然退化等都是造成失能的可能原因。但是，大量证据表明，在我国慢性疾病是导致老年人失能的最主要原因。如钟彩英等（2016）对深圳市龙岗区老年人的失能状况调查显示，因慢性疾病导致失能的占失能老年人总数的 69.18%。陈瑶（2018）调查发现，89.5% 失能老年人患有慢性疾病，其中患有高血压的失能老年人人数最多，其次分别为心脏病/冠心病、脑血管病等。

　　随着老年人健康问题的日益凸显，2018 年我国国务院进行新一轮机构改革时，重新调整了国家卫健委内部机构的设置及职能，特别值得关注的是新增设了老龄健康司。这标志着在我国老龄化进程不断加速的社会背景下，政府部门既已经清醒地认识到人口老龄化对社会带来的挑战，也对应对和解决人口老龄化的挑战（特别是老年人的健康挑战）给予了充分的重视。为了能够更加有效地应对老龄化问题，进一步认识和分析老年人健康需要及因此而产生的负担显得尤为必要。

第二节 老年人的健康服务需求及负担

由于老年人高发的健康问题，包括慢性病患病率高及共患病率高、老年人失能率高且失能与慢性病存在密切联系，因此老年人成为对健康服务需求最迫切的人群之一。这些健康服务需求既包括医疗服务的需求，也包括对日常生活提供帮助的照护服务需求。

一、老年人的健康服务需求

（一）老年人医疗服务需求

随着年龄的增大，身体各器官和免疫能力也进入衰退期，老年人是生理性弱势群体，因此，医疗服务通常为老年人的首要需求。《中国健康城市建设研究报告（2018）》指出，在中国有四分之三的60岁及以上老年人处于"带病生存"的状态。2013年第五次国家卫生服务调查显示（国家卫生计生委统计信息中心，2015），老年人的两周患病率为56.9%，而纵观历次国家卫生服务调查结果发现我国老年人的两周患病率正在持续上升（图1-2），且老年人两周患病的疾病主要为慢性病。

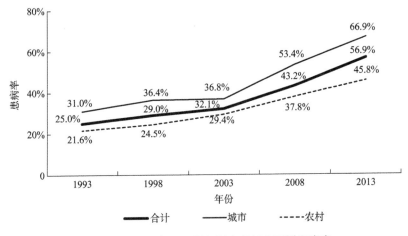

图 1-2　历次国家卫生服务调查老年人两周患病率

资料来源：国家卫生计生委统计信息中心. 2013 第五次国家卫生服务调查分析报告. 北京：中国协和医科大学出版社，2015

从老年人患病人群的卫生服务利用情况来看，87.3%的患者到医疗机构就诊，11.4%的患者采取自我医疗，仅有1.3%的患者未采取任何治疗措施。与第四次国家卫生服务调查相比，2013年老年人住院率不断上升，达到了17.9%，但城市老年人的平均住院天数明显减少，而农村几乎没有变化。说明老年人医疗服务需求满足程度较好。

（二）老年人照护服务需求

老年人的身体健康状况随着年龄增长而逐年恶化，老年人中不能正常工作或生活不能自理者所占比例也逐年上升。从人口及社会的发展趋势来看，高龄老年人以及失能老年人的长期照护是不可回避的问题。OECD国家中65岁以上的老年人中有15%需要完全或者部分长期照护，而25%的75岁以上老年人完全或部分需要长期照护（OECD，1996）。在美国，据统计有将近四分之一的老年人（约2 200万人）需要每周约18小时的照护（National Alliance for Caregiving and American Association of Retired Persons，1997）。魏华林和何玉东（2012）以长期护理发生率的国际经验数据为基准，对我国2009~2050年长期护理服务需求进行了动态测算，显示其需求人数会从2009年的727.43万人快速攀升到2050年的5 306.84万人。而朱铭来和贾清显（2009）则认为到2050年我国需要长期护理服务的老年人至少会增至3 331万人。

如果说医疗服务是为了使老年人恢复或者维持健康水平，那么日常生活照护则是为了提升老年人的生活质量，使老年人活得更加有品质和有尊严（郑雄飞，2012）。特别是老年人生命历程的最后阶段，对照护服务的需求不可回避。顾大男等（2007）研究发现，65岁以上老年人临终前平均需要82天的照护服务，其中33%的老年人需要约一个月的照护服务，32%的老年人需要不到一周的照护服务，而有4%的老年人临终前需要约一年及以上的照护服务。

而且，对于失能老年人而言，日常生活照护与医疗照护的需求是无法分割的。日常生活照护是最基本的需求，医疗服务是在其基础上的叠加需求。那些对长期照护有需求的失能老年人中，约有35.6%同时有医疗服务方面的需求（蔡菲菲，2016）。因此，在探讨如何满足老年人（特别是失能老年人）的健康服务需求时，常常需要兼顾医疗服务和日常照护服务，这就意味着老年人的健康负担绝不仅是医疗服务的负担，还包括了生活照护服务的负担。

二、老年人的健康负担

（一）老年人健康的经济负担

如前所述，老年人因疾病或因生活自理能力下降导致健康服务的需求不断增长，而且这种增长具有刚性的特点（潘金洪等，2012），这意味着用于支付健康服务的费用支出将急剧增长，从而造成老年人的健康经济负担日趋沉重。

1. 老年人医疗服务的经济负担

Lubitz 等（1995）指出，美国医疗费用增长的根本原因在于老龄人口的增加。Bryant 和 Sonerson（2006）对新加坡的研究发现，65 岁及以上人群的人均医疗支出是 65 岁以下人群的 5 倍。Alemayehu 和 Warner（2004）研究发现，老年时期所消耗的医疗费用占到了其一生医疗费用的一半，而 85 岁以上老年人在余生消耗的医疗费用将占其一生医疗费用三分之一以上。尤其是老年人临终前几年的医疗费用远高于其他年龄段的医疗费用。因此，学术界将这段时期的医疗费用称为临终成本（cost of dying）。而失能老年人的医疗费用是身体功能正常老年人医疗费用的 3 倍（de la Rica-Escuín et al.，2014）。据统计，在英国由于失能产生的直接花费占家庭收入的 11%~69%（Zaidi and Burchardt，2005），爱尔兰为 20%~37%（UNICEF，2013），澳大利亚则高达 29%~67%（Cullinan et al.，2011）。

在我国的情况也大致相当。饶克勤等（2000）依据国家卫生服务调查数据测算发现，如果假定医疗服务价格保持不变，我国仅因人口老龄化就将使年度医疗费用以 1.54% 的速度增长。在我国，65 岁以上人群年人均医疗费用是 65 岁以下人群的 3~5 倍（宋世斌，2009）。根据 2013 年第五次国家卫生服务调查，2013 年老年人两周患病未治疗比例和 2003 年、2008 年相比明显降低，但仍有 1.3% 的患者未采取任何治疗措施，而老年人需住院未住院比例为 18.2%，相比 2003 年和 2008 年也明显下降，但其中仍有高达 7.9% 的需住院老年人因经济困难未住院，且农村地区高于城市地区（国家卫生计生委统计信息中心，2015）。由此可见，经济负担依然是阻碍农村老年人获取所需医疗服务最常见的原因。

2. 老年人照护服务的经济负担

OECD 大多数国家的照护费用支出占本国 GDP 的 0.5%~1.6%，最高的甚至达到 2.89%（OECD，2005）。Colombo 等（2011）预测，到 2050 年多数 OECD 国家老年人长期照护的支出相比 2000 年将翻倍甚至达到三倍。Wittenberg 等（2001）对英国的长期照护需求预测认为，假定在赡养率不变的前提下，英国到 2031 年需要增加 65% 的住宅和养老院床位，并需要增加大约 65% 的居家照护服务时间，因此需要增加约 148% 的长期照护费用支出。

在我国，高速的老龄化也同样带来了照护费用的迅猛增长，且失能老年人的照护费用负担将更为沉重。2011 年，我国部分地区接受长期照护的老年人平均每月的照护花费约为 2 000 元（王新军和郑超，2014）。曾毅等（2012）预测，如保持当时的计划生育政策不变，我国 2030 年平均每位劳动者负担的老年家庭照料支出将为 2000 年的 3.0~4.1 倍，而到 2050 年将增至 6.8~12.6 倍。胡宏伟等（2015）对中国老年照护服务需求成本的预测认为，老年照护服务的有效需求约为 1.60 万亿元，其中重度失能老年人照护服务的有效需求约 4 944 亿元，而老年人照护服务的潜在需求则有可能达到 4.27 万亿元。失能老年人的照护费用是同年龄能自理的老年人的 2 倍以上（蒋承等，2009；景跃军和李元，2014）。

由此可见，老年人不论是医疗服务还是日常照护服务的经济负担，都将随着年龄的增长日趋沉重。张燕（2017）研究发现，由于长期承担照护和医疗服务的开支，超过一半的失能老年人认为自己经济负担很重。Crystal 等（2000）研究发现，虽然美国 90% 的照护机构是私营的、收费远高于老年人的平均收入，但如果有雇主帮助老年人购买医疗保险或养老保险要比仅靠自己来承担照护的经济负担小得多。

目前我国政府对老年人经济负担的分担主要是通过社会保障体系来间接实现，包括医疗保障和养老保障。其中医疗保障主要用于化解医疗服务费用负担，而养老保障主要是对老年人经济承受力提供补充。虽然部分学者认为我国现行医疗保障制度在解决老年人疾病经济负担方面发挥的作用十分有限，因为其尽管可以分担部分直接疾病费用，但是对其他的相关费用（如交通费、营养费、陪用费等）无法给予补偿。但从历年国家卫生服务调查的数据来看，老年人医疗服务利用率确实在不断提升，因疾病所带来的经济压力也得到一定程度的改善。

然而，对于日常照护服务的费用负担，我国目前还缺乏国家层面正式的化解渠道，即缺乏从制度层面解决照护服务经济负担的设计。为了化解照护服务的经济负担，很多老年人（特别是失能老年人）不得不寻求家人（如子女、亲友）的帮助，从而使照护服务成为隐性支出，使其家人由此而损失劳动时间，这些损失被称为老年人照护服务的间接成本，这也是失能老年人经济负担的重要组成部分。老年人及其家人由于承担这些经济负担，通常还会产生巨大的精神压力，即老年人因健康问题还会产生精神负担。

（二）老年人健康的精神负担

健康问题导致老年人生理上的不适或衰弱，伴随而来的还有老年人在心理上的负面感受。由于存在健康问题的老年人在日常生活时通常需要依靠别人的帮助，他们会对家人产生依赖感（刘艳慧等，2010），在被照护的过程感觉个人身份和地位被"淹没"（Noonan and Tennstedt，1997）。对未来生命持续时间的未知和恐惧等，使得老年人因为加重他人负担而造成较大的心理压力。此外，老年人的心理压力还来自对健康经济负担的忧虑。由于老年人收入渠道减少和收入水平降低，加之健康经济负担日益沉重，因而容易在心理上产生悲观情绪，且难以自我调适。对于空巢老人（特别是农村留守老人），其负面情绪缺乏倾诉对象，从而易产生抑郁情绪，孤独感倍增。

除了老年人的精神负担外，照护老年人的家人通常也承受着巨大的精神压力，因为照顾老年人往往是一项需要长期付出时间、体力和精力的劳动。照护者往往不得不放弃原有的工作，减少与他人接触从而丧失社交机会，与被照护对象之间存在观念、金钱上的矛盾等，因此，照护者对生活的满意度甚至会低于其照护的失能老年人（侯蔚蔚等，2013）。1980年Zarit等（1980）首次提出将照护老年人的家庭成员在情绪、身体健康、社会生活及经济状况等方面所承受的损害统称为照护者负担。

国内外关于照护者负担的研究非常多，并常用 Zarit 照护负担量表（包含 22 个条目）来定量判定照护者负担的大小。侯蔚蔚等（2013）研究发现照护者负担与老年人失能程度密切相关。除此之外，照护者负担还与照护天数、每日照护时间、老年人健康应对方式等有关（郑婧等，2016）。张瞳和赵富才（2011）研究发现，当照护者与老年人的感情关系越密切，每天照护老年人的时间越少，老年人医疗保险报销比例越高的时候，照护者的心理健康水平就越高。如果照护者的精神压力得不到正确疏导或释放，很可能会使失能老年人获得的照护大打折扣（熊吉峰，2014）。因此，同时关注缓解老年人及其家人健康经济负担和精神负担是提升老年人生存质量的紧迫问题。

第三节　人口老龄化的应对

面对日益增长的老年人健康需求和日益沉重的健康负担，人口老龄化所带来的挑战前所未有，而且这些挑战老年人自身无法化解，对老年人所在的家庭也会造成经济上、精神上的沉重压力。所以，人口老龄化的问题不但是一个全社会、全世界都需要共同面对和积极应对的问题，而且这种应对既应该表现在思想上，又应该表现在行动上。

一、意识形态上的应对：积极老龄化

（一）积极老龄化的概念及内涵

在积极老龄化之前，认识和应对老龄化还出现过两个关键概念，即成功老龄化和健康老龄化。20世纪50年代，Rowe 和 Kahn（1987）提出"成功老龄化"概念，并将其定义为三个方面：没有疾病和残疾、身体和心理机能正常、积极参与社会生活。成功老龄化强调的是由于老年人生理功能的衰退，应探索保持老年人健康状态的方式和方法，使老年人整体水平趋近没有疾病、机能正常的"成功"状态，以此来应对老龄化困境（Strawbridge et al.，2002）。

1987年5月，世界卫生大会首次提出"健康老龄化"的概念。健康老龄化被认为是对成功老龄化概念的一种修正，因为相关研究中发现，许多老年人虽然患有各种疾病或身体残疾，但却认为自己的老年生活是成功的（Phelan et al.，2004）。因此，健康老龄化更加强调如何维护老年人的基本健康和提高其生活质量。

2002年，WHO在《积极老龄化政策框架》中提出了"积极老龄化"的概念，并将其定义如下：积极老龄化是指当人进入老年时，为提高老年人的生活质量，尽可能优化其保持健康、获取社会参与和保障机会的过程。积极老龄化的理念比健康老龄化和成功老龄化的理念具有更广泛的意义，WHO提出，理解积极老龄化必须首先理解其中的三个支撑性要素：健康、参与、保障。

健康是指个体在生理上、心理上、社会上的完好状态。积极老龄化强调全年龄段的不同健康状况的老年人都应该积极提高其晚年生活质量。从健康的角度来体现积极老龄化，我们需要预防和治疗老年人生理或心理上的不适或疾病，因此，我们需要继续提升医疗服务水平，并建立健全医疗保障体系。

参与是指老年人不再是被动地接受供养服务，而是更多地参与社会发展过程、共享社会发展成果。老年人不仅应参与日常的体力活动，还应具有参加其他社会、经济、文化等活动的权利，并按照自己想要的方式生活。

保障是指老年人在生活的各方面依然应享有机会、待遇平等的权利，即便是罹患疾病或机体功能下降时，依然有足够的保障使他们能够有尊严地继续生活。

从积极老龄化概念的发展演变及其关键要素可以看出，积极老龄化的理念使人们意识到老年阶段是人生的必然阶段，健康问题在应对老龄化的问题时始终被放在重要位置加以考虑。Bowling（2008）研究发现，在积极老龄化的理念中，43%的老年人认为身心的健康是处于首位的，积极老龄化政策的重中之重就是如何保障老年人的健康问题。

而且伴随对老年人社会地位和社会权益的不断确认，还特别强调了老年人保持健康及保持社会参与度的前提条件，即老年人保障问题。为了满足老年人多层次的健康需求，同时减轻老年人的健康负担，就需要更加健全和完善的保障体系。林义和张海川（2004）认为，积极养老保障及其配套政策的改革和完善涉及法律规章、体制机制、金融和技术层面的复杂社会系统工程，其改革必须要有全局观。而且保障是多层次的，既要针对失能和半失能老年人提供长期照料服务、注重老年人疾病预防、提供卫生服务，又要完善养老、医疗、救助等保障制度（王昶和王三秀，2016）。要实现这样的愿景，就需要从政策框架上进行设计和调整。

（二）积极老龄化的政策框架

WHO 的政策框架确定了积极老龄化的六个重要的决定因素（世界卫生组织，2003）：经济（包括老年工资制度、老年社会保障、老年就业等）、行为（包括吸烟、锻炼、饮食、口腔卫生、酒精、用药等）、个体（如生物因素、遗传因素、心理因素等）、社会（包括社会支持指标、消除暴力和虐待的程度、老年教育水平等）、卫生和社会服务（包括促进健康预防疾病的措施、卫生服务、长期护理、心理卫生保健的覆盖面及质量）、物理环境（如亲环境指数、住宅安全指数、防跌落指数、无污染指数等）。其中，经济因素用来测量企业和政府对老年人经济参与的支持度，个人行为因素用来测量老年人与健康有关的行为频度，个人身心因素用来测量影响老年人健康的身心因素，社会因素用来测量社会对老年人参与的支持度，卫生和社会服务因素用来测量和健康相关的社会保障制度完善程度，物理环境因素用来测量老年人健康生活所需物理环境的适宜度。

然而实际行动中要兼顾这六大因素并不容易。以卫生服务为例，通常卫生服务提供体系的设计往往更有利于治疗急性病而不是管理和减少老年人常见的慢性疾患所导致的相关问题（Goodwin et al.，2013）。而且如果把老年人的健康问题片面地看成疾病治疗问题，会导致老年人医疗服务的过度利用、过多不必要的医疗干预却缺乏充分的照护（Peron et al.，2011）。因此，WHO 在卫生政策响应方面特别强调了四个必要组成部分：①预防和减少因失能、慢性病和过早死亡所导致的负担；②减少重大疾病的危险因素，增加整个生命过程中的健康保护因素；③建立可负担、可及、优质和关爱老年人的连续的卫生和社会服务体系，解决老年人的需求和权利问题；④为照护人员提供教育和培训。

由此可见，实施积极老龄化，不是重复现有工作或做得更好，而是需要进行系统性的改变。一方面，需要改变我们的服务模式，以治疗为中心改为以人为中心，按照其服务需求提供服务；另一方面，我们要弥补个体负担能力的脆弱性，建立和完善更加具有支撑力的保障体系。因此，张丽雅（2015）提出，从现在至2030 年我国人口老龄化高峰到来之前是我国应对老龄化的关键时期，基于"积极老龄化"的意识，我国应该从战略高度来认识和谋划老年人服务工作。

我国政府已经清醒地认识到积极应对老龄化的重要性。自十八大以来就开始强调将积极应对人口老龄化作为国家的一项长期战略任务。在十九大报告中再次强调，积极应对人口老龄化，构建养老、孝老、敬老政策体系和社会环境。意识形态上的逐渐明确和统一，为我国下一步从行动上应对老龄化问题提供了有力的支撑。

二、行动上的应对：建立健全老年人健康服务和保障体系

（一）完善老年人的健康服务体系

建立健全老年人健康服务体系，应该从明确服务对象、探究健康服务的需求及供需关系和供给模式等入手。综上所述，老年人的健康服务需求包括医疗服务需求和照护服务需求，那么，健康服务需求最主要的群体是谁、老年人的健康服务需求是否可预测、需求的差异性受哪些因素影响、可否在需求与供给之间找到一些规律、应该提供怎样的服务内容、谁可以成为服务提供者、有哪些服务提供的方式等都有待于系统剖析，从而为完善老年人的健康服务体系提供证据支持。

对健康服务需求最紧迫的是已经罹患疾病的老年人和部分或完全丧失生活自理能力的老年人，患病老年人需要医疗服务，也可能同时需要生活照护服务，而生活无法自理的老年人需要生活照护服务，也可能同时需要医疗服务。因此在考虑完善老年人健康服务体系的时候，将医疗服务和长期照护服务相结合对于促进老年人身体健康、维持老年人的生活质量和社会尊严非常重要。

从现阶段老年人的健康服务提供的内容来看，老年人的健康服务不外乎医疗服务和长期照护服务。与长期照护服务相比，医疗服务显得更加专门化，以医疗服务机构为主要提供者，提供内容包括治疗和预防、保健康复等。医疗服务的提供体系由专门的行政部门进行管理和监督，虽然在服务提供中还存在若干问题，但相比目前的长期照护服务提供体系，医疗服务提供体系有比较系统的框架设计和相当规模的服务提供人员。在我国，长期照护服务比较薄弱，现有的长期照护服务多是一种自发的、基于老年人个体层面需求而形成的以非正式机构为主体的提供体系，提供的服务内容差异很大，服务的标准和规范性难以保证。

关于老年人的健康服务供给与需求之间的关系，我国进行了长期的纵向追踪研究。对于老年人的医疗服务需求，由国家卫健委每5年开展一次国家卫生服务调查来提供决策依据，2018年我国进行了第六次国家卫生服务调查，即对老年人的服务需求、服务利用的变化趋势已进行了长达30年的研究。对于照护服务需求，自2000年开始，由全国老龄工作委员会领导的中国城乡老年人生活状况抽样调查也是每5年开展一次，截至2015年已经完成了四次调查工作。国家层面的两大重要的调查研究，为健康管理服务的供求管理动态分析提供了非常重要的证据和经验，但是健康服务的供求关系的规律（特别是长期照护服务的供求规律）并不明确，仍有待精细化的研究。

总体来看，未来我国在完善老年人健康服务体系方面的重点应该集中在进

一步完善长期照护服务体系，而其中关键的问题是弄清楚长期照护服务的主要对象及其需求，明确需求与服务供给之间的关系，从而确定服务提供的内容和模式。

（二）完善老年人的健康保障体系

要完善老年人的健康保障体系，应该深入分析老年人健康相关经济风险及其化解方式。为了满足老年人健康服务需求所产生的健康经济负担通常来自两个方面，一是医疗服务的经济负担，二是照护服务的经济负担。单纯依靠个人或家庭的力量来化解这些日益沉重的健康服务经济负担，不仅会让个体或家庭承担较大的经济风险，还会加重老年人及其家庭成员的精神压力。因此需要从政府和社会层面考虑构建能够抵御健康相关经济风险的保障体系。在建立和完善老年人健康保障体系时，我们需要思考用怎样的方式才能够有效地分担老年人健康经济负担，分担老年人的经济负担时如何确定筹资水平和补偿标准。

为化解医疗服务的经济风险，我国已经建立了全民覆盖的社会医疗保障体系，包括基本医疗保险、大病保险以及医疗救助。总体来说，通过政府、企事业机构和个人等渠道进行的多方筹资，筹资水平因保障对象的类型而有所差异，在职职工的医保筹资水平高于城乡普通居民，且在职职工的筹资水平与职工个人的收入水平有关，而城乡普通居民的筹资水平由医保部门根据既往筹资和补偿测算情况每年发生变化。医保补偿水平也因医保类型、补偿的服务内容等有不同的标准。虽然医疗保障抵御疾病经济风险的能力也存在局限性，但其体系框架设计从国家层面至基层均有较为完整的制度安排。

然而，老年人照护服务的经济风险在我国还缺乏正式的分担制度设计，照护服务的经济负担依然是由老年人个人及其家庭自行化解，其负担可承受能力取决于老年人及其家庭的经济水平，而其可负担能力又决定了其获得服务的程度和质量。由此可以推断，缺乏照护服务的正式保障体系从个体层面上会导致其照护经济负担沉重以致难以支撑，从社会层面上来看，还会导致对不同经济水平老年人家庭的不公平。因此在进行健康保障体系的建设时，构建老年人照护服务的保障体系显得尤为紧迫和重要。

本 章 小 结

人口老龄化是全球面临的重要社会问题，而在我国特定的社会环境下，人口老龄化具有独特的特征并带来特定的挑战，致使老年人成为对健康服务需求最迫切的人群之一。这些健康服务需求既包括医疗服务的需求，也包括对日常生活提供帮助的照护服务需求，这两种需求都给我国老年人及其家庭带来了沉重的经济负担和精神负担。从而使得人口老龄化成为一个全社会需要共同面对和积极应对的问题，需要我们思想和行动双管齐下，在意识形态上形成积极老龄化的理念，在行动上则必须建立健全老年人健康服务和保障体系。

第二章 失能的内涵及老年人的
失能特征规律

根据 WHO 和世界银行的调查，全球约有 10 亿人（约占总人口的 15%）存在不同程度的失能，其中 60 岁及以上人群的失能率为 38.1%（WHO and World Bank，2011）。根据中国老龄科学研究中心发布的《中国老年宜居环境发展报告（2015）》，我国已有 4 000 多万名失能老年人。虽然并非所有的老年人都失能，也并非所有的失能者都是老年人，但是老年人是失能人群的主体这一点毋庸置疑。

失能老年人因为自理生活能力的损失成为需要照护服务的主要群体，因此，在探讨建立健全我国照护服务体系时，首先应该认真分析一下失能的内涵及特征。本章从剖析失能的概念界定入手，分析失能的内涵及判定方法，通过对失能影响因素的归纳试图梳理失能的特征规律，为后面分析照护服务的提供打下基础。

第一节 失能的概念辨析

为了厘清老年人失能问题的相关内容，我们首先分析失能概念的演变过程，以及与之有一定关联的几个概念的辨析，从而充分理解失能的内涵，为后续介绍失能的判定依据和方法、探讨老年人失能的特征和规律奠定必要的基础。

一、失能的概念及内涵

（一）失能的概念

关于失能的概念，不同的学者有不同的界定。例如，Lubkin 和 Larsen（2006）认为，失能是指活动的能力受到限制或缺乏，从而影响个人在社会或文化角色期待（即社会或个人对某种角色应表现出特定行为的期待）中的表现。徐新鹏等（2014）则将失能定义为因患病、身体损伤或者心理失调而引起的身体某部分功能损失，从而使日常生活受限的状态。但是在学术界通常广泛认可的还是 WHO 关于失能的界定。

1980 年 WHO 制定了《国际病损、失能和残障分类》，并于 2001 年将其修订为《国际功能、残疾和健康分类》，其中对失能从三个层面进行了定义：①失能是直接由疾病、创伤或其他需要专业医疗人员提供医疗服务的健康状况造成的个人正常生活活动能力下降；②失能不单纯是个人问题，而是一种社会模式，老年人失能被视为一种个体不能完整融入社会的社会性问题；③失能是一个概括性的专业术语，包括个体的损伤、活动能力受限及社会参与减少等问题，即个体在某种健康状况和特定的情景下，在个人因素和环境因素的相互影响下产生的消极结果（WHO，2001）。

这个概念既包含了失能产生的可能原因，即因意外事故导致的机体损伤、各种慢性或急性的身心疾病引发的躯体和心理上的伤害、老年人因年事高出现的智力减退和活动能力下降等生理性退化、某一个器官的感官失能（如听力、视力等方面受损）等；又揭示了失能所产生的广泛意义，即阻碍其全面而有效地与社会中他人平等相处；还评估了失能产生的结果，即会产生消极的结果。

（二）失能的内涵

综合上述国内外学者的研究，失能可能是老年人在经历衰老或疾病时伴随产生的风险，其具体的表现形式有很多种，可以表现为身体失能（生活自理能力的缺失），也可以表现为感官失能（视力、听力等方面受损），以及心智失能（缺乏认知能力）。

1. 机体功能障碍

日常生活能力（activities of daily living，ADL）的退化和感官功能障碍可以统称为机体功能障碍。ADL 的退化主要指失能老年人的行动能力受限，无法自如地行走、穿衣服、洗漱、洗澡等，使老年人的日常生活受到很大的影响，通常意味着需要他人的帮助才能正常生活。感官功能障碍即感觉器官的功能障碍，如视觉、听觉等存在障碍。Crews 等（2017）研究表明，视力减退导致的失能是无视力障碍者的 1.6~2.98 倍，视力降低会影响老年人的平衡稳定性，增加摔倒等损伤的风险；而听力障碍则影响老年人的沟通，降低老年人的社会参与能力。

2. 认知功能障碍

认知功能由多个认知域构成，包括定向力、注意力、记忆力、计算力、分析能力、综合能力、理解力、判断力、视空间能力、执行功能等。认知功能对老年人晚年能否独立生活以及生活质量有重要影响。认知功能障碍是大脑在摄取、存储、重整和处理信息等基本功能方面出现异常，包括判断障碍、注意障碍、记忆障碍、推理能力降低、执行功能障碍、交流困难（失语）等，最严重的可能发展为痴呆。多种疾病可以导致认知功能障碍，如脑血管病、颅脑创伤、阿尔茨海默病、帕金森病等。伴随年龄老化，特别是高龄化，也会出现认知功能障碍，如记忆力和计算能力的减退。

二、失能相关概念的辨析

（一）残疾

1975 年联合国大会发布了《残疾人权利宣言》，该宣言虽然没有对"残疾"这个概念进行界定，但对"残疾人"的定义进行了表述。该宣言指出，"残疾人是指任何由于先天性或非先天性的身心缺陷而不能保证自己可以取得正常的个人生活和社会生活上一切或部分必需品的人"。1993 年联合国大会第四十八届会议通过的《残疾人机会均等标准规则》则对"残疾"的概念进行了界定：强调"残疾人"的机体功能上的限制，如身体不能做什么。2006 年第六十一届联合国大会通过的《残疾人权利公约》将"残疾人"再次定义如下："残疾人"包括肢体、精神、智力或感官有长期损伤的人，这些损伤与各种障碍相互作用，可能阻碍"残疾人"在与他人平等的基础上充分和切实地参与社会。

与失能强调人因 ADL 下降导致无法与其他人在同等基础上参与社会生活，甚至难以融入社会不同，"残疾"更加强调对一项或者多项主要生活活动有实质性限制的某种生理或者心智缺陷。相对失能而言，"残疾"持续的时间更久，其可能是失能进一步恶化加重的结果，也有可能是先天疾病或意外创伤所致。

（二）失智症

失智症（俗称"老年痴呆"）是一种因脑部伤害或疾病所导致的渐进性认知功能退化，是导致老年人失能的重要疾病之一，但是失智症导致的功能退化的幅度远高于正常老化的速度。最常见的类型是阿尔茨海默病和血管性失智。临床上，失智症的主要症状有情绪不稳定、记忆力变差、认知能力减退、反应迟钝、说话重复、判断能力和理解能力退步、方向感混乱等，其严重情况可能引发一系列精神及心理问题，如出现焦虑、幻觉及被害妄想等。

与失能的内涵相比，失智主要特指较为严重的认知功能障碍或认知功能障碍发展的最终结果。因此，失能比失智的概念范围更广，失能并不等同于失智，但失智通常意味着失能。而且不同的失智症对老年人机体功能的影响过程和程度有所区别。以阿尔茨海默病患者为例，一般从认知功能开始缺损，并产生相应的精神行为症状。然后，随着病情进一步发展，其机体功能也会逐渐退化，患者的生活自理能力将逐步降低到无法自理。而如果是其他类型的失智症，如帕金森症或血管性失智症等，则有可能是机体功能的损伤来得更早。尹尚菁和杜鹏（2012）比较分析发现，失智老年人对长期照护需求的增幅超过失能老年人。

　　由于失智症早期的临床表现与因为年龄老化而导致的轻度认知障碍较为相似，所以较容易被老年人或其家人忽略。待到老年人表现出更多异常行为时，往往已经发展到了失智症。因此，对老年人各项功能障碍的测量和评判显得尤为重要，如果老年人的各项功能障碍得到早期干预或者及时康复，就能够大幅改善老年人及其家人的生活质量。

第二节　失能及程度的判定方法

　　对于失能（包括机体功能障碍或认知功能障碍）的类别和程度，需要依据其功能状态评估来进行判定，因此学术界开发了一系列的测量量表。国际上评估失能的量表多种多样，不同失能量表评估的功能有所不同，有的侧重躯体功能，有的侧重社会、心理、认知等功能。测量机体功能障碍时，关于感官功能障碍的测量是非常专业的临床检测范畴，因此本书更侧重于ADL的检测方法，其量表主要如下：ADL量表、工具性日常生活能力（instrumental activities of daily living，IADL）量表、社会功能活动问卷（functional activities questionnaire，FAQ）等；测量认知功能障碍的量表主要包括：简易智力状态检查量表（mini-mental state examination，MMSE）、长谷川痴呆量表（Hasegava dementia scale，HDS）、认知能力筛查量表等。

一、ADL 测量及判定方法

（一）ADL 的测量与评判

1. ADL 量表

Katz 等（1963）率先提出 ADL 量表，至 20 世纪 80 年代早期，ADL 量表成为国际上评估老年人身体状态的优选方法，也成为医疗和护理机构评估个体所需的护理等级的首选方法。

不同的 ADL 量表所包含的测量项目不尽相同，有的量表仅有 5 项，有的量表有 7 项甚至 10 项，且在不同量表中同一项目的表述可能略有差异。但最常见且广为认可的通常为 6 项，分别如下：

（1）进食：为了身体营养从某个容器里取拿食物或饮品并送进嘴里；

（2）穿衣服：从衣柜里取出衣物并自己穿上，包括系扣、拉拉链、系背带等全部过程；

（3）床椅移动：将躯体从一个平面转移到另一个平面，如从椅子上站起来、从椅子到床或者从椅子到椅子；

（4）室内走动：在室内从一个地方转移到另一个地方，如从卧室到厨房、从客厅到阳台等；

（5）上厕所：在有排泄欲望的时候，能自己走进卫生间、整理衣服、蹲下如厕、清洁自己、站起再次整理衣服、走出卫生间；

（6）洗澡：包括打开水龙头、适时调节水温和水量、冲洗身体并使用沐浴露、擦干身体并穿上衣服等全过程。

除上述 6 个项目外，常用的项目还包括保持整洁（洗手、洗脸、梳头、刷牙、刮胡子、化妆等）、大小便控制（自如地控制排泄欲望，待在适当的地点和时间再排泄）等。

将上述每个项目的完成情况分为 3 个等级，依次如下：能够独立完成、部分依赖和完全依赖，其中独立完成意味着能够在没有他人指导、监督和帮助下自己完成项目。

2. ADL 测量结果的评判

ADL 测量的评判方法大约有两类，一类是等级结果，即对量表中的各个项目按连续等级进行排列，如 Katz 指数（Katz et al., 1963）；另一类是总和结果，即将量表中的每个项目的评分视为是互相独立的，将每个项目得分相加，得到这个量表的评估分数，如 Barthel 指数（Mahoney and Barthel，1965）。

1）Katz 指数

Katz 指数是依据 6 个项目（洗澡、穿衣服、上厕所、床椅移动、大小便控制和进食）的 3 个障碍等级来将失能等级分为 8 个等级，见表 2-1。

表 2-1　Katz 失能等级分类标准

分类标准	含义
A	洗澡、穿衣服、上厕所、床椅移动、大小便控制和进食 6 个项目都能完成
B	6 个项目中仅有一项不能独立完成
C	除了洗澡和一项辅助功能不能完成外，其余项目都能独立完成
D	除了洗澡、穿衣服和一项辅助功能不能完成外，其余项目都能独立完成

续表

分类标准	含义
E	除了洗澡、穿衣服、上厕所和一项辅助功能不能完成外，其余项目都能独立完成
F	除了洗澡、穿衣服、上厕所、床椅移动和一项辅助功能不能完成外，其余项目都能独立完成
G	6个项目都需要帮助
其他	至少有两项功能需要帮助并且不是C，D，E，F的分类方式

资料来源：Katz S，Ford A B，Moskowitz R W，et al. The index of ADL：a standardized measure of biological and psychosocial function. The Journal of the American Medical Association，1963，185：914-919

2）Barthel 指数

Barthel 指数是 Dorothy Barthel 和 Florence Mahoney 研究设计的。Barthel 指数的评定依据有 10 个项目，包括进食、洗澡、保持整洁、穿衣服、大便控制、小便控制、上厕所、床椅移动、平地行走和上下楼梯。Barthel 指数的总分为 100 分，对于不同项目存在障碍的程度有不同的赋分方式，如洗澡等项目独立、部分独立分别赋分为 5 分、0 分，而进食等项目独立、部分独立、需要极大帮助分别赋分为 10 分、5 分、0 分，床椅移动等项目独立、部分独立、需要极大帮助、完全依赖则分别赋分为 15 分、10 分、5 分、0 分，具体见表 2-2。

表 2-2　Barthel 指数

项目	独立	部分独立	需要极大帮助	完全依赖
进食	10	5	0	—
洗澡	5	0	—	—
保持整洁	5	0	—	—
穿衣服	10	5	0	—
大便控制	10	5	0	—
小便控制	10	5	0	—
上厕所	10	5	0	—
床椅移动	15	10	5	0
平地行走	15	10	5	0
上下楼梯	10	5	0	—

虽然 Barthel 量表是将所有项目的评分进行合计汇总，但最终还是将评判结果分为 3 个等级：61~100 分为有轻度障碍但生活基本可以自理；41~60 分为有中度功能障碍、生活部分能够自理但需要帮助；0~40 分为有重度功能障碍、生活不能自理，完全依赖帮助（高小芬，2014）。

由于 Barthel 指数评价简单方便、可信度高、灵敏度也高，不仅广泛用于失能老年人的活动能力评价，还被用于预测治疗效果、住院时间和预后。此外，李奎成等（2009）研究采用改良 Barthel 指数评定量表（modified Barthel index，MBI），即在 Barthel 指数的基础上对其等级进行加权，从而提高了灵敏度。

ADL 量表及其评判方式在我国得到了广泛的应用。曾毅等（2012）用 Katz 指数来反映高龄老年人的健康状况。除了上述各种量表评定方法外，也有许多研究在实际操作中选择更为简单的失能分类方法，如仅按照是否有失能、有多少失能项目数等标准对老年人失能状态进行分类。例如，中国老龄科学研究中心课题组（2011）在判定老年人失能的程度时，方法更加简单直接：将有 1~2 项 ADL 失能定义为轻度失能；3~4 项 ADL 失能定义为中度失能；5 项及以上 ADL 失能定义为重度失能；有 2 项及以上 IADL 表现为"做不了"，则被判定为轻度失能。尹尚菁和杜鹏（2012）综合采用 ADL、IADL 两个量表作为失能评估工具，将失能老年人分为四个等级：轻度依赖（仅 IADL 失能障碍）、中度依赖（1~2 项 ADL 失能障碍）、重度依赖（3~4 项 ADL 失能障碍）、极重度依赖（5 项及以上 ADL 失能障碍）。

（二）IADL 的测量与评判

虽然 ADL 得到了广泛应用，但是 Lawton 和 Kovar（1994）的研究指出，ADL 只能发现失能程度很严重的群体，难以识别失能程度较轻的人群。而且 Pedersen 等（1997）指出，ADL 具有"天花板效应"，即由于项目过于简单，难以区分病情较轻与功能恢复较好两者之间的功能障碍差异。因此，1969 年，Lawton 和 Brody（1969）对 ADL 量表的内容进行了补充，开发了 IADL 量表。

1. IADL 量表

Lawton 开发的 IADL 量表可用于评估比 ADL 更为复杂的生理或认知能力，能有效地识别个体当前的功能状况，以及预测未来一段时间的改善或恶化状态。量表主要包括 8 个项目：使用电话、购物、做饭、做家务、洗衣服、乘坐交通工具、服药、理财。具体如下：

（1）使用电话：包括查电话簿、拨号、接电话、挂断等全过程；

（2）购物：上街购买自己生活所需的用品，包括上街、挑选商品、询价议价、付钱等内容；

（3）做饭：在适当的时间，根据就餐人数，自己计划、准备佐料和食材、选择适当的烹饪方式、端上餐桌等；

（4）做家务：维持家居环境的整洁有序，能做较繁重的家务事（搬动沙发、擦窗户、拖地等）以及较精细的家务（洗碗、铺床、叠被等）；

（5）洗衣服：衣物脏了之后，能及时清洗，包括选择合适的清洗方式、倒入洗衣液、洗涤、拧干、晾晒等；

（6）乘坐交通工具：根据自己想要去的目的地，选择合适的交通工具，如骑车、开车、乘坐公共交通工具等；

（7）服药：了解自己的病情，在正确的时间根据医嘱服用正确的药物和药量；

（8）理财：根据自己的实际财务情况和购买需求，独立处理财务支出额度和方式。

上述 8 个项目涵盖了老年人在社区独立生活所需的关键性的且较高级的技能，其丧失意味着老年人社会参与功能丧失，需要他人帮助（Lawton and Brody，1969）。因此，IADL 量表尤其适用于居住在社区的老年人，而不适用于长期居住在照护机构的老年人，因为他们在没有帮助的情况下很少主动开展 IADL 量表中的项目。

此外，Pfeffer 等（1982）编制社会功能活动问卷用于评判个体 IADL 情况，由 IADL 量表发展而来，其目的是及早发现和评价存在功能障碍的老年人。该问卷共包括 10 个项目，依次为使用票证、按时支付票据、自行购物、参加技巧性的游戏和活动、使用炉子、做饭、关注新鲜事物、持续 1 小时以上的注意力、记得重要约会、独自外出活动（刘璇，2013）。

2. IADL 测量结果的评判

根据具体的评估目标，Lawton 的 IADL 量表可以通过多种方式评分。Vittengl 等（2006）研究发现，无论选择复杂还是简单的评分方式，IADL 量表均能有效地评估受访者的活动能力，因此绝大多数临床医生都会选择更快、更简单的评分方法。最常用的三种方法如下：①"有困难"赋值为 0，"没有困难"赋值为 1；②"无法完成"赋值为 1，"需要帮助"赋值为 2，"独立完成"赋值为 3（Ward et al.，1998）；③"根本没法做"赋值为 1，"需要帮助"赋值为 2，"有些困难"赋值为 3，"自己完全可以做"赋值为 4（廖红，2011），然后加总得到 IADL 量表的评估分数，分值越高，个体的自理能力越强。中文版的 IADL 量表通常采用第三种评分方法，总分为 8~32 分，最低分为 8 分，表示完全正常，大于 8 分时表示有不同程度的功能下降。

社会功能活动问卷将各项目的情况分级并赋值，正常或从未做过但能做赋值为 0 分，有些困难但可单独完成或从未做过赋值为 1 分，需要他人帮助或指导赋值为 2 分，需要完全依赖他人为 3 分。该问卷总分 30 分，分值越高表明障碍程度越严重（Pfeffer et al.，1982），正常标准小于 5 分，大于等于 5 分为异常，表示该测评对象在家庭和社区中不可能独立生活。

虽然 IADL 不是老年人每天都必须经历的项目，且帮助有需要的老年人时，不需要与其发生身体接触，但是由于 IADL 指标可以测算比 ADL 更为复杂的日常活动能力，包含了对环境的适应，对于更全面地评价老年人的独立生活能力十分重要，有助于识别老年人身体技能与认知功能的早期下降，从而早期预测老年人可能出现的健康问题（Graf，2008）。而且，IADL 量表对于确定个体目前的身体状况以及一段时期内的改善或恶化情况十分有效。因此，IADL 在跨学科老年病学、康复、医疗保健和政策应用中非常重要，因为它们可以用于衡量人们在日常生活中需要得到的帮助或服务。

然而，由于 IADL 的评估是通过填写问卷而非观察病人的实际表现，因此受访者（病人、照护者、家人）很可能高估或者低估了其活动能力。另外，需要注意的是，IADL 量表只是老年人完整功能筛查评估的一部分。而且，有学者指出 IADL 量表容易出现"地板效应"，即被要求完成的任务对于受试者过于困难，即使活动能力较好的受试者都可能获得很差的结果。因此，Spector 等（1987）认为，基于 ADL 和 IADL 各自的优缺点，综合利用二者比单独使用其中某一部分量表的测量效果更好。

（三）其他量表的测量与评判

还有些测量 ADL 的量表突破了传统的 ADL 和 IADL 量表的限制，将更多的因素综合进来，形成了更为全面的 ADL 评判工具。

1. WHO 失能评估量表

为了建立跨文化和种族的标准化活动能力评估量表，以便于不同国家和地区之间的比较，WHO（1988）编制了失能评估量表（disability assessment schedule，DAS），并于 2010 年对该量表进行了修订，形成了 WHO DAS 2.0 量表（Üstün et al.，2010）。WHO DAS 2.0 量表以国际功能、残疾和健康分类（International Classification of Functioning，Disability and Health，ICF）（WHO，2001）的概念框架为基础，包括 6 个维度：

（1）意识：理解与交流；

（2）身体移动：移动并四处走动的能力；

（3）自我照顾：能够自理个人卫生、穿衣服和饮食，以及独自生活；

（4）与他人相处：能够与他人沟通交流；

（5）生活活动：能够在家庭、工作和学校履行职责；

（6）社会参与：参与社区、民事和娱乐活动的能力。

上述 6 个维度包括 36 个条目。

关于 WHO DAS 2.0 量表的评分，主要有简单和复杂两种方式。简单的评分方式是将每个条目分别赋值如下：没有困难=1，轻度困难=2，中度困难=3，重度困难=4，极度困难=5，然后直接加总得到量表评分，WHO DAS 2.0 量表的简单评分仅针对特定的适宜样本，在人群中不具有可比性。在复杂评分（也称为基于条目响应理论的评分）中，允许每个条目有多个难度级别，每个条目响应（无，轻度，中度，严重和极端）被单独处理，根据不同项目的严重性赋予权重，然后再求加权总分。响应类别的信息可以用于跨群体或亚群的比较分析，使得不同文化、性别、年龄组以及不同疾病和健康状态的人群之间进行对比分析成为可能。

WHO DAS 2.0 量表基于世界多个国家和地区的广泛情况而研制，是各国和地区制定本国或本地区老年人失能量表的标尺，具有较强的实用性。de Wolf 等（2012）用 WHO DAS 2.0 量表评价脊柱损伤人群的失能状况；Steinerte 和 Vetra（2016）探究了脊柱损伤人群自评健康与用 WHO DAS 2.0 量表来客观评判功能状态之间的关系；熊德凤等（2014）运用 WHO DAS 2.0 量表评定残疾人士和慢性病患者的活动参与障碍。

WHO DAS 2.0 量表有两个局限性。一是它主要涵盖 ICF 的生活活动和社会参与维度，不包括身体功能障碍和环境因素；二是此量表目前只适用于成年人，在儿童和青少年 ICF（ICF-CY）[①]于 2007 年出版后，WHO（2007）也计划开始制定针对儿童和青少年的 WHO DAS 2.0 量表版本。

2. 快速残疾评定量表

快速残疾评定量表（rapid disability rating scale, RDRS）由 Linn（1967）提出，并于 1982 年进行了修订（M. W. Linn and B. S. Linn, 1982），适用于住院和在社区中生活的老年患者。主要包括以下 3 个项目的内容：

（1）日常生活需要帮助程度：包括进食、行走、洗澡、穿衣服、如厕、梳洗装扮、适应性项目（如理财、打电话等）；

（2）残疾程度：包括交谈、听力、视力、用药、饮食不正常、大小便失禁、白天卧床；

（3）特殊问题程度：包括精神错乱、抑郁、不合作（对医疗持敌视态度）。

RDRS 共有 18 项条目，完全依赖于他人帮助赋值为 4 分，较多依赖他人帮助赋值为 3 分，较少依赖他人帮助赋值为 2 分，自己独立完成赋值为 1 分，总分为 18~72 分，分值越高表示残疾程度越严重。生活在社区的无失能或轻度失能的老年人平均为 21~22 分，住院的老年患者平均为 32 分，而住在养老院的老年人平均为 36 分。

综上所述，个体日常活动能力的评估在政策制定和临床实践中都有着十分重要的意义，通过测算个体的机体功能状态，有助于有关人员和部门切实提出相应

---

① ICF-CY（International Classification of Functioning, Disability and Health for Children and Youth，国际功能、残疾和健康分类儿童和青少年版）。

的政策和措施，从而改善老年人的机体功能状态、减轻经济负担，提高其晚年生活质量。

二、认知功能障碍测量及判定方法

（一）简易智力状态检查量表与评判

1. 简易智力状态检查量表

简易智力状态检查量表由 Folstein 等（1975）编制，临床多用于 65 岁及以上疑有认知缺损的老年人（包括正常人及各类精神病人）的智力状态及认知缺损程度的检查和诊断，是目前国内外最普及、最具有影响力的认知缺损筛选工具之一。其通过语言复述、语言理解、阅读理解、命名、构图能力、即刻记忆、时间定向、地点定向、短程记忆、注意与计算、语言表达能力等11个方面、30个小项来测量老年人的认知功能（殷磊和刘明，2011）。

2. 测量结果的评判

简易智力状态检查量表每项回答正确评为 1 分，回答错误或不知道评为 0 分，总分为 30 分，按照得分高低分为 4 个等级：得分在 24~30 分为认知健全，得分在 18~23 分为轻微障碍，得分在 10~17 分为中等障碍，得分在 0~9 分为严重障碍。

简易智力状态检查量表具有良好的信度和效度，但由于其要求直接询问被试者从而排除其他干扰，因此评定内容受被试者文化程度的影响较大，在一定程度上限制了该量表在临床上的应用范围。

（二）长谷川痴呆量表与评判

1. 长谷川痴呆量表

日本学者长谷川和夫和井上勝也（1974）设计了老年痴呆检查量表，因而该量表也被称为长谷川痴呆量表。加藤伸司和下垣光（1991）对长谷川痴呆量表做了修订，命名为修订长谷川简易智能评定量表（revised Hasegawa dementia scale，HDS-R），该量表主要适用于老年人群体的痴呆状况筛查，是一个比较实用的初选工具，且基于日本的社会文化背景编制，因而在一定程度上同样适用于东亚地区，也是目前应用比较广泛的老年痴呆初筛工具之一。

2. 测量结果的评判

HDS-R 由 9 个问题构成，包括定向、记忆、常识、计算、数字记忆和物体命名等几个方面。总分为 30 分，如果测试结果低于 20 分就有患痴呆的风险，其敏感度为 0.90，特异度为 0.82，具有较高的检出能力（福永知子和西村健，1988）。

HDS-R 通过观察老年人在日常生活中的言行、态度及工作能力，从而判定老年人的智力水平，当检测出痴呆风险时，需要请精神科专家来进行会诊从而确诊。该量表能对痴呆的严重程度进行评价，对痴呆的及时治疗和护理均有着十分重要的作用。

（三）其他认知量表的测量与评判

1. 认知能力筛查量表

认知能力筛查量表基于简易智力状态检查量表发展而来，是由美国学者 Teng 等（1994）编制的一套筛查痴呆的认知功能检查量表，因此使用认知能力筛查量表也可以同时得到简易智力状态检查量表的得分，但是不同之处在于认知能力筛查量表便于判断阿尔茨海默病的严重程度和不同类型痴呆的鉴别诊断（王兴霞和罗华，2015）。

认知能力筛查量表是对注意力、旧记忆、新记忆、心算、计算力、言语流畅性、语言能力、构图能力、概念判断力做出定量评价，要求被测试者在 15~20 分钟内完成。但目前此量表的划界分值无公认的数值，教育程度不同的受试者其划界分值亦不同。周燕等（2009）研究发现，认知能力筛查量表对识别出轻度认知功能损害的敏感度为 70.6%，识别轻度阿尔茨海默病的敏感度为 82.7%，特异度为 73.9%，但是对于大学及以上文化者，认知能力筛查量表难度过低，容易出现假阴性。

2. 简易精神状况量表

由于已有的评估工具并非专为老年患者设计或者尚未针对老年人群进行标准化，因而 Pfeiffer（1975）开发了简易精神状况量表（short portable mental status questionnaire，SPMSQ），专门用于评估老年人器质性脑部病变引起的认知能力下降。此量表主要从短期记忆、长期记忆、环境定位、对当前事件的信息掌握以及执行连续数学计算的能力几个方面评估老年人的认知能力。

SPMSQ 评估量表包含 10 个问题，如果受访者准确回答 8~10 道题，则表示认知功能正常；若答对 6~7 道题，则存在轻度的认知障碍；答对 3~5 道题，表示存在中度认知障碍；答对 0~2 道题，表示存在严重的认知障碍。另外，考虑到受访者的受教育程度会影响其认知能力，因此对不同受教育程度的老年人的判定标准进行适当调整，将老年人按受教育程度分为小学及以下、中学、大学及以上三类，允许小学及以下的老年人多答错 1 道题，大学及以上的老年人则需多答对 1 道题。

三、失能的综合评判

虽然 ADL 量表和 IADL 量表等 ADL 测量工具已经在国内外得到了广泛的认可和应用，但对认知能力、社会交往能力下降的老年人的筛选能力有限，因此仍具有一定的局限性。于是，有的学者将 ADL 测量与认知功能障碍测量相结合，构建了一些综合的失能评判方法，如美国长期护理调查对老年人失能状态分类包括了 ADL、IADL 和认知功能，如表 2-3 所示。

表 2-3 长期照护服务中的老年人失能状态分类表

状态编码	描述
1	健康
2	仅是 IADL 失能，没有 ADL 失能和认知能力障碍
3	1 项 ADL 失能，没有认知能力障碍
4	2 项 ADL 失能，没有认知能力障碍
5	3 项或 3 项以上 ADL 失能，没有认知能力障碍
6	2 项以下 ADL 失能，存在认知能力障碍
7	2 项或 2 项以上 ADL 失能，存在认知能力障碍
8	死亡

王菲（2013）研究了基于需求导向的老年护理服务对象分级模型，在该研究中构建了一个包含基本日常生活活动、工具性日常生活活动、认知、行为和精神症状、视听功能、患病与治疗 6 个方面共计 16 项指标的评分分级模型，通过该模型测量老年人的失能等级评分，将老年人分为 4 个等级。李惠玲等（2018）构建的指标体系则包括感知能力、认知能力、行为能力在内的 3 个一级指标、17 个二级指标，包括 3 个感知能力指标（视觉、听觉、触觉），4 个认知能力指标（近期记忆、程序记忆、定向力、沟通能力），10 个行为能力指标（进食、洗澡、修饰、穿/脱衣、大便、小便、如厕、床椅移动、平地行走、上下楼梯）。

2001 年，我国民政部发布的《老年人社会福利机构基本规范》中，根据老年人的需求和自理能力将老年人划分为三级：自理老人（日常生活行为完全自理，不依赖他人护理的老年人）、介助老人（日常生活行为依赖扶手、拐杖、轮椅和升降等设施帮助的老年人）及介护老人（日常生活行为依赖他人护理的老年人）。2018 年上海市从自理能力维度（包括日常生活活动能力、工具性日常生活活动能力、认知能力）和疾病轻重维度构建了《上海市老年照护统一需求评估标准》，将老年人失能状态划分如下：正常、照护一级、照护二级、照护三级、照护四级、照护五级、照护六级、建议至相关医疗机构就诊。其评估依据自理能力和疾病轻重两个维度的得分决定，分值范围为 0~100 分，分值越高表示所需的照护等级越高。这是目前我国关于失能评判的最新的地方政府标准。

第三节 老年人失能的特征规律与影响因素

大量学者在利用上述测量工具对老年人失能（包括机体功能障碍和认知功能障碍）进行测量研究中发现，老年人失能程度的变化和进展存在一定的规律，而且老年人的失能程度与个人、家庭以及环境因素存在一定的关联。只有在深入认识老年人失能的特征规律及相关影响因素的基础上，才能够精细化地探讨照护服务该提供哪些内容以及如何提供。

一、老年人失能的特征规律

（一）老年人 ADL 障碍的特征规律

1. ADL 的特征规律

已有研究表明 6 项 ADL 障碍存在一定的先后顺序。Dunlop 等（1997）在对 5 151 个研究对象进行跟踪调查后提出，ADL 失能首先发生在上下床、洗澡、室内移动 3 项，其次是穿衣服和上厕所，最后是吃饭；Dullaway 和 Elliott（1998）认为，ADL 一般按照上下床、洗澡、室内移动、穿衣服、上厕所、吃饭的先后顺序出现障碍，并按相反的顺序恢复；范鹏鹍（2015）也研究发现，我国老年人出现 ADL 障碍时，是按照洗澡、室内走动、上下床、上厕所、穿衣服、吃饭的先后顺序出现障碍的。

Gerrard（2013）指出，床椅移动（或室内走动）、进食、大小便控制能力这 3 项功能，任何文化背景的人都呈现基本相同的规律，而穿衣服、洗澡和上厕所这 3 项功能会因文化背景的不同而有所不同，但不论如何，吃饭总是老年人最晚丧失的功能。

2. IADL 的特征规律

首先，IADL 失能被认为早于 ADL 失能出现。IADL 主要用于评估个体运用适当工具独立生活的能力，这种能力需要更加复杂的神经心理组织活动和更强的处理及应变能力，所以 IADL 被认为比 ADL 更为复杂和困难，对个体早期的认知能力下降更为敏感（Pérès et al.，2008）。Waidmann 和 Liu（2000）通过实证研究发现，绝大多数完成 ADL 有困难的人，对完成 IADL 也有困难。

其次，完成 IADL 的各项指标的难易程度也存在一定的差异。Cromwell 等（2003）认为，打电话、处理财物、服药 3 个项目虽然是反映 IADL 障碍的指征，却与认知功能障碍密切相关，而其余 5 项 IADL 项目（购物、做饭、做家务、洗衣、乘坐或驾驶交通工具）则属于身体操作的范畴，因此将前 3 项称为认知性的 IADL（c-IADL），而将后 5 项称为功能性的 IADL（p-IADL）。而且，功能性的 IADL 失能通常较认知性的 IADL 失能更晚出现。

Donoghue 等（2014）、Reppermund 等（2011）研究发现，与移动性相关的限制（尤其是在室外领域）是 IADL 损伤的最重要和最具体的预测因子。

（二）老年人认知功能障碍的变化规律

认知功能障碍是指人脑加工、储存和提取信息能力下降的现象，是介于正常衰老和痴呆之间的一种认知损伤状态，是一种不稳定的过渡状态，有很大可能转化为痴呆（刘瑞华，2012），主要表现在学习记忆、语言表达与理解、执行功能等方面（吕凤竹，2017）。总体而言，老年人的认知功能障碍发生在多认知域，但各认知域受损程度不一，其中以记忆力、注意力、视空间与执行功能等认知域受损较为普遍和突出（孙景贤等，2013）。

记忆力下降是社区老年人认知功能受损最早、最常见、最明显的症状，其中又以延迟回忆最为突出，可能是轻度认知障碍向老年痴呆转化的重要预测因子（高中宝等，2011；李智，2018）。Du 等（2001）研究结果表明，相对于对照组，轻度认知功能障碍患者的海马体、内嗅区萎缩区域显著增大，导致其记忆力逐渐下降。

在记忆力之后第二个受损的功能是注意力的下降，主要体现在三个方面：长时间保持对一件事情的注意力下降；难以同时对两个及以上的多个事情进行关注；抗干扰能力下降；等等。

而视空间与执行功能下降也是认知障碍的重要特点。轻度认知功能障碍的老年人在执行视空间工作记忆任务时，其右侧额中回和额上回皮质活动减弱，导致视空间功能下降，这可能是老年人认知功能减退的早期标记（Alichniewicz et al., 2012）。执行功能是个体有意识地启动并完成目的性活动的能力，是认知结构中最复杂、最重要的部分，与老年人的日常生活息息相关。Johnson 等（2012）的随访研究认为，执行功能是轻度认知功能障碍老年人减退速度最快的认知能力，其功能的减退是某些神经系统疾病的重要表征之一。

文化程度、年龄及经济状况对老年人认知功能障碍的预后影响较大。受教育程度低的老年人更容易从轻度认知障碍发展成为痴呆，因为教育可对逻辑推理、抽象思维等高级皮质功能的发展提供持续的刺激，从而加强神经元的联结，提高脑细胞的耐受能力。年龄也是轻度认知功能障碍患者功能恶化的危险因素，随着年龄增大，老年人认知功能障碍发生率不断上升。de Deyn 等（2011）研究表明，社会经济状况差的老年人更易发生认知功能障碍，因为经济状况往往从生理、心理、社会地位等多个方面影响着老年人的认知功能。

二、老年人失能的影响因素

相关研究表明，老年人的 ADL 有着明显的个体性、时代性和地域性（Willis，1996）。因此，老年人失能的影响因素是多元、多层次的，个体因素和社会文化因素共同影响着老年人的生活状态（Diehl，1998）。

（一）人口社会学因素与失能

既往研究发现，与失能有关的人口社会学因素包括：失能老年人的性别、年龄、受教育程度、婚姻状况、居住方式等。陈瑶（2018）发现，女性老年人的失能比例高于男性，且随着年龄的增长老年人的失能比例呈增长趋势，失能老年人的文化程度相对较低，汉族失能老年人的数量要远高于少数民族，有配偶的老年人失能比例要低于无配偶的老年人，与儿子同住的失能老年人占比最高；丁华和严洁（2018）的研究显示，女性老年人的失能率高于男性老年人，无配偶老年人失能率高于有配偶的，受教育程度较低的老年人失能率较高，农村老年人的失能率高于城市老年人；杨明旭等（2018）也证实，年龄的增长、无配偶、收入低、学历低会明显加大老年人的失能风险。根据第五次国家卫生服务调查，中西部地区失能风险较东部地区高（国家卫生计生委统计信息中心，2015）。此外，范娟娟（2011）通过对 OECD 国家过去 30 年的数据分析发现，老年人的肥胖和失能之间也存在明显的关系，失能人口随着肥胖人口的增加而增加。

还有学者深入分析了导致这些现象的原因。

1. 年龄与失能的关系

WHO 和 World Bank（2011）的数据显示，失能在 15~49 岁人群的发生率为 8.9%，50~59 岁人群为 20.6%，60 岁及以上人群为 38.1%。我国人群的失能状况也随着年龄的增加而不断加重，60 岁组老年人存在各种程度失能的人数占 35%以上，80 岁组人群的失能率高达45%以上。其中，极重度失能者的比例由 60 岁组的 1.61%升至 80 岁组的 5.08%（林延君和卞鹰，2004）。这是因为年龄的增长伴随着身体机能的衰退和免疫功能的降低，使得老年人面临更大的失能风险。

2. 性别与失能的关系

Demura 等（2003）发现，即便控制了居住方式、个人的社会经济状况等因素的干扰，女性的失能率仍明显高于男性，这是因为女性老年人更易罹患非致命性但易功能丧失的疾病，如关节炎、骨质疏松、骨质增生等慢性疾病。

3. 婚姻状况与失能的关系

当老年人有着稳定的婚姻关系时，往往有助于保持愉快的心情和规律的饮食及生活习惯，有利于身心健康；即使生病了，也能在伴侣的陪伴和照顾下，减缓疾病的发生并较快康复。

4. 文化程度与失能的关系

孙博文（2016）研究发现，文盲老年人失能比例较非文盲者高 25.5%，这主要与文盲老年人缺乏疾病及健康知识，且不易获得家庭及社会照料支持有关。

5. 体重与失能的关系

Bell 等（2017）研究发现，与健康正常体重成年人相比，老年肥胖者的身体机能下降了 3.68%，因为肥胖增加了骨骼系统的负担，增加了跌倒风险，从而易导致失能的发生。

6. 居住区域或居住方式与失能的关系

城乡、东中西部等老年人群体特征决定了其生活的自然环境、社区和邻里关系、社会文化习俗，这些因素构成的生活环境潜移默化地影响着老年人的生活能力状况。与城市相比，农村的基础设施较为落后，缺乏优质的医疗卫生资源，公共卫生服务和养老服务体系更是不成熟，致使农村老年人难以享受到优质的医疗保健和康复护理服务。因此，居住在农村会给老年人带来更大的失能风险（杨明旭等，2018）。同理，东部发达地区的老年人失能风险较中西部低。

（二）经济因素与失能

经济收入是老年人生活的物质基础，经济收入的多少直接影响失能老年人的生活方式和生活水平，也影响着失能老年人医疗服务和照护方式的选择与质量等。WHO 和 World Bank（2011）基于 59 个国家的调查结果显示，低收入国家的失能率显著高于高收入国家。

究其原因，低收入老年人获得初级保健的机会较少（Counsell et al.，2007），且住房条件较差（Golant，2008），缺乏改善居住环境的必要资源，也难以应对他们生活自理中的各种困难和挑战，因此，低收入老年人的功能衰退和死亡率均较高（Lynch et al.，1997；Lantz et al.，1998）。反之，经济状况好、享有医疗保障的失能老年人，生病能及时就医，从而减少机体功能障碍的发生，进而减少了对其情绪的影响，也就更大程度地避免认知功能障碍的发生（张国琴和王玉环，2011a）。

然而，老年人的经济水平不仅取决于其个体的负担能力，还取决于其家庭的整体经济状况。通常情况下，老年人的经济来源主要是自己的退休金、养老金。而当老年人失去自理能力后通常需要其家庭成员（主要是子女）提供更多的经济支持。因此老年人及其家庭的经济可负担性往往决定失能老年人得到照护的水平和失能的转归方向。

（三）疾病类型与失能

Yokota 等（2015）对比利时老年人的失能研究发现，肌肉骨骼、心血管和呼吸系统疾病是失能的主要影响因素。而在呼吸系统中，慢性阻塞性肺疾病已成为失能的一个重要危险因素（Chan et al.，2017）；在循环系统中，心脏病和卒中已成为失能的重要危险因素（Roth et al.，2017）；在内分泌系统中，糖尿病是失能的高危因素（Kalyani et al.，2017）；在神经系统疾病中，痴呆是失能的高危因素，主要表现为认知功能受损（Shimada et al.，2017）；在风湿系统疾病中，关节炎是失能的高危因素（Yokota et al.，2015）。失能的老年人中，疾病表现为以慢性病为主，且多系统、多疾病共存。因此，全方位评估失能老年人慢性病患病情况，有利于为照护服务内容的制定提供依据。

本 章 小 结

伴随人口老龄化所产生的老年人失能问题愈加严重，必须引起有关部门和人员的重视。失能即个体的 ADL 和活动能力受限，分为机体功能障碍和认知功能障碍两个方面。ADL 量表和 IADL 量表是评估老年人机体功能障碍的最常用的两个量表，而简易智力状态检查量表和长谷川痴呆量表两个量表是评估认知功能障碍最常用的量表，综合运用 ADL 和 IADL 的评估效果最为可靠。老年人失能顺序有着一定的规律，IADL 障碍往往早于 ADL 障碍，而且其内部的各个项目也存在特定的发生顺序。老年人失能的影响因素主要有人口社会学因素、经济因素和疾病类型三个方面。本章通过对老年人失能进行全方位剖析，为后面分析失能照护服务的提供打下基础。

第三章　基于社会支持的失能老年人长期照护服务

随着我国失能老年人规模日趋庞大，失能老年人的照护需求及由此产生的照护费用负担问题日益凸显，成为个体、家庭、群体乃至整个国家和社会的关注焦点。在我国，养老、医疗和照护服务是老年人的三大需求，养老保险和医疗保险满足的仅仅是老年人的养老服务和医疗服务需求。因此，在这样的前提下，探讨应对失能的长期照护服务问题显得尤为重要和紧迫。

鉴于第二章所述失能老年人存在 ADL 及认知能力的障碍，因此老年人的长期照护服务是建立在老年人的社会支持体系基础之上的。本章将首先分析失能老年人的社会支持体系构成，并在此基础上分析长期照护服务的定义及影响因素，进而评述我国长期照护服务提供的现状及面临的挑战，为后文进行失能规律与长期照护服务的实证研究，分析长期照护服务测算和筹资的经验、问题，并探讨构建我国长期照护服务体系的思路等提供铺垫。

第一节　失能老年人的社会支持体系

一、社会支持的概念及构成

（一）社会支持的概念

近年来，包括政府在内的社会各界越来越清晰地认识到老年人失能所带来的挑战不仅是老年人自身的生活质量问题，更多的是涉及其所在的家庭、社区，乃至与老年人健康息息相关的卫生服务系统及养老服务体系相关的各个部门和系统。学术界将这些所有的相关系统称为社会支持体系。

Cassel（1976）和 Cobb（1976）在有关精神病学的文章中提出社会支持的概念，随后逐步扩展到心理学、医学、社会学、伦理学、人口学等领域。Cohen 等（2001）认为，社会支持是指在正式的支持组织和非正式的支持组织的帮助下，人们认为可以获得或实际上由非专业人员提供给他们的社会资源。

（二）社会支持的构成

根据社会支持的提供主体，丘海雄等（1998）、徐勤（1995）普遍将社会支持划分为正式社会支持和非正式社会支持。

1. 正式社会支持

正式社会支持指政府和各类正式组织提供的一种制度性的支持，包含政府采取的行政手段、经济手段、法律手段等直接干预行为，表现为个人与社会组织之间的联系。

2. 非正式社会支持

非正式社会支持指家庭、亲友、邻里、同事、志愿者等非正式的社会支持供给者提供的精神、生活、经济等方面的支持，没有政府直接性的干预行为，表现为个人与个人之间的联系。

二、社会支持对失能老年人的意义

Rowe 和 Kahn（1997）研究表明，社会支持水平深刻影响着人们的生活质量，健康老龄化依赖于社会支持体系。失能老年人的生活质量与他们获得的社会支持呈正相关关系，完善而有力的社会支持体系有助于老年人保持良好的身心状态（Bosworth and Schaie，1997；Binstock and George，2011）、延长寿命（Seeman et al.，1987），并大幅降低其进入长期照护机构的风险（Freedman，1996）。而且 Antonucci 和 Jackson（1987）研究发现，老年人的心理健康与社会支持紧密相关，良好的社会支持能在很大程度上降低抑郁的发病率。高质量的社会支持能在很大程度上缓冲失能老年人面对疾病、养老、收入减少和支出增多的压力，也能提高其社会参与度，增加与亲友、邻里、社会的交往和融合，从而提升其主观幸福感。

（一）正式社会支持对失能老年人的意义

正式社会支持所提供的支持作用（特别是保障作用）对于缓解老年人的经济压力具有重要意义。徐勤（1995）分析得出，经济困难是老年人生活中面临的首要问题，而缺少社会保障是造成经济困难的根本原因。相较于健康老年人，失能老年人所需要额外负担的照护费用、医疗费用会为其家庭经济带来更多困难。与此同时，生活自理能力的部分或完全丧失，致使其无法依靠劳动就业获得收入，或虽能进行一些生产劳动，但收入水平很低。在这种情况下，正式社会支持体系所构建的社会保障制度，如退休金、养老金、医疗保险等，能够保障失能老年人的收入来源，为实现其"老有所养"提供极大的经济支持。

正式社会支持体系由于其更专业完善的人员设备配置，能够为失能老年人提供更高质、更充足的照护服务，满足其多层次多样化的照护需求。赵怀娟（2009）研究发现，由于城市老年人除了亲人、朋友的支持外，还有社会团体及养老机构的支持，享受到的医疗照护水平较农村老年人更高；而农村孤寡留守老人的情况更为普遍，支持来源单一，致使其享受的照护资源供给不足、照护服务质量较差。

人口迁移、社会变迁等过程使得失能老年人所接受的非正式社会支持趋于弱化，迫切需要强化正式支持体系的作用以承受失能老年人所带来的巨大养老照护负担。伴随工业化、城镇化的不断推进，妇女劳动参与率的增加以及生育率的下降，家庭赡养功能逐渐弱化，老年赡养比持续上升，给家庭、社会带来极大压力。应对失能老年人所带来的巨大养老照护负担问题，不能单单依靠家庭、亲友、邻里等非正式社会支持提供者的力量，还需要强化正式社会支持体系所发挥的作用。

（二）非正式社会支持对失能老年人的意义

亲属、朋友、邻居的帮助作用，有利于失能老年人更好地利用非正式的社会支持以获得信息、经济、精神等方面服务。霍曼和基亚克（1992）认为，随着老年人社会参与不断减少，非正式的社会援助可以满足老年人情感上的需要，家人、朋友、邻居甚至邮递员、杂货店员工这样的熟人，都可能为缓解人口老龄化所带来的消极后果发挥作用；Dykstra（1995）的研究还表明，在夫妻关系方面，老伴常常成为非正式照护的提供者，尤其在社会交往、精神支持、抵御孤独方面发挥作用；Nocon 和 Pearson（2000）认为，朋友和邻居对于老年人的照顾行为，有利于调整家人照顾者的心态，缓解家人照顾者例行照料老年人的压力，从而巩固照顾者与被照顾者之间的关系。由此可见，非正式的社会支持作为社会支持体系的重要组成部分，对于失能老年人极其重要，发挥着关键作用。

根据平衡协调理论，正式支持和非正式支持既存在各自的优势，又能够在一定程度上实现功能的互补。正式照护体系虽然能够弥补非正式照护体系在满足失能老年人照护需求方面的不足，但家人构成了老年人最重要的精神和心理支持，子女状况是影响老年人心情的重要因素，这些都是正式的社会组织所不能替代的。正式照护体系与非正式照护体系应当共同存在、实现优势互补，从而促进长期照护服务的可持续均衡发展。

第二节　长期照护服务的内涵与类型

不论正式社会支持体系还是非正式社会支持体系，都可以为失能老年人提供照护服务，但提供照护服务的方式和内容存在一定的差异，因此了解长期照护服务的概念及内涵与类型对于理解社会支持体系和长期照护服务的关系非常必要。

一、长期照护服务的概念及内涵

（一）长期照护服务的概念

长期照护的概念来源于英文 long-term care。在我国引入长期照护的过程中，学界对其有多种翻译，如"长期护理""长期照料""长期照顾"等。由于失能老年人既有对照护服务的需要也有对医疗服务的需要，长期照护的内容既涵盖生活照料和社会支持，又涵盖专业护理服务。因此，作者认为长期照护更能准确地表达其内涵。

长期照护服务的概念由 R. A. Kane 和 R. L. Kane（1987）首次提出，他们认为长期照护服务是指为由于先天或后天等原因生活自理能力丧失者提供的一系列护理、照顾和服务。这一观点成为长期照护服务的基本定义。但是不同的国家与组织根据各自的实际情况与侧重点进一步做出了界定。

2000 年，WHO 在《建立老年人长期照顾政策的国际共识》报告中将长期照护服务界定如下：由正式照护者（包括医护人员、社会性的服务人员和其他工作者）和非正式照护者（家庭、亲戚、朋友、邻居等）提供的照料服务，以保证那些不具备完全自理能力的人能够根据个人的优先选择保持最高可能的生活质量，并享有最大可能的个人价值及人格尊严[①]。WHO 的这一定义侧重于说明两点，一是长期照护服务提供者的来源有正式照护者和非正式照护者；二是长期照护服务所希望达到的目标，即通过对不具备完全自理能力的人提供长期照护服务，以保证其享受相对最优的生活质量，实现相对最大的个人独立、自

---

① https://www.who.int/publications/list/WHO_HSC_AHE_00_1/zh/.

主、参与、满足及人格尊严。

OECD 将长期照护服务定义如下：提供给在日常生活方面需要协助、身体机能低下的老年人的服务。通常由缺乏专业技术的家人、朋友或具备专业照护技术的照护人员提供，区别于医院的"治疗"。这一定义对长期照护与医疗照护做出了明确区分（Fujisawa and Colombo，2009）。

富兰德等（2004）对长期照护做出了经典的界定。他认为长期照护泛指在一段相当长的时间内，在慢性伤残者的家中或是受照护机构中，为其提供的一系列包括医疗、住宿、社会等服务。这一定义指出我国长期照护服务的提供地点包括照护对象的居住场所和各类照护机构。

在我国，随着老龄化问题日益凸显，张笑天等（1995）首次引入长期照护服务的概念，认为长期照护服务是以老年人为照顾对象，提供协助其日常生活的医疗、照护和生活服务；沈洁（2014）将福利引入长期照护服务的概念中，她认为长期照护服务主要含义在于保障老年人生命的终极阶段，即对于自理能力丧失的老年人，也要维护其人格尊严，直到生命的最后一刻。这与 WHO 强调的长期照护服务所希望达到的目标相一致。

（二）长期照护服务的内涵

从上述长期照护服务的定义可以看出，长期照护服务包含以下内涵。

1. 接受长期照护服务的人群是广泛的

只要缺乏完全自理能力的人都包含其中，既包括因年老而生活无法自理的人群，也包括因疾病、意外事故等原因出现自理能力障碍的人群。

2. 长期照护服务的提供者是多元的

一般而言，长期照护服务既包括以血缘关系主导、家庭成员帮扶为主的非正式照护，也包括以专业人员的技术支持和体系化供给为主的正式照护。长期照护服务的提供地点包括照护对象的居住场所和各类照护机构。

3. 长期照护服务的内容是多样的

长期照护服务以日常生活照护为核心内容。但对于认知或身体功能障碍导致完全丧失自理能力的人群，他们往往还患有多种慢性疾病，除了基本的生活照料外，他们还对医疗、护理、康复和精神慰藉等专业性服务有更高的需求，因此广义的长期照护服务还包括专业的医疗、康复、护理及社会交往、支持和信息援助等内容。而且随着失能老年人对照护服务的质量和水平提出了更高的要求，长期照护服务朝着多样化的趋势发展，成为集社会照护和医疗照护为一体的综合性服务（裴晓梅和房莉杰，2010）。

4. 长期照护服务的目标不同于一般的医疗护理服务

与一般的医疗护理服务不同，长期照护并不是指治愈疾病或保全生命，而是旨在为缺乏生活自理能力的人提供支持性服务，尽可能持久地维持和增进被照护者的生理机能，使被照护者身心状况获得最大限度的提升与改善，尽可能保持其生活质量，保证其享有最大可能的个人价值及人格尊严。

5. 长期照护服务具有长期性

由于接受长期照护服务的对象通常患有短时间内难以治愈的慢性病和长期处于认知或身体功能受损的状态，在一段较长时间甚至终生都需要进行持续照护，因此长期照护持续时间很长，一般需要几个月、几年，甚至是几十年。

二、长期照护服务的类型

基于上述的长期照护服务内涵，根据长期照护服务的服务场所、服务提供主体、服务内容等可以将其划分成不同的类型。

（一）按服务场所划分

按照长期照护的场所不同可以将长期照护服务分为家庭照护、社区照护和机构照护三种类型。

家庭照护是指由家庭成员、亲属或聘请照护人员为在家中的失能老年人提供的照护服务。家庭照护有两种服务提供方式，一种是家庭成员自己提供照护；另一种是聘请照护人员提供专业性上门照护服务。家庭照护在内容上更侧重于对失能老年人生活、情感方面的照顾。由家庭成员提供的家庭照护，其照护资源全部来自家庭，由家庭提供长期照护以保障失能老年人的衣、食、住、行等基本生活需要及心情愉悦等精神需要。聘请照护人员提供专业性上门照护服务的方式，其特点在于既能够保证老年人在家里居住，接受其亲属的生活照料和精神慰藉，同时还能享受到一定的专业照护服务，满足失能老年人的多样性照护需求。

社区照护是指依托社区、官方或民间组织及大量志愿者为生活在社区内的受照护人群所提供的照护服务。按照服务提供方式，可分为社区日间照料以及上门照护服务等。社区照护服务的内容包含生活照料、医疗护理及社会支持性服务。由于社区照护的服务提供者主要是各类正式或非正式的社会组织成员，所以其具有明显的社会性特点。社区照护同时还具有专业性的特点，这是因为选择社区照护方式的失能老年人会接受经过专业培训的照护人员提供的社会照护服务。

机构照护是指失能老年人全天候居住在机构享受的照护服务。机构照护提供服务依托于各类照护机构，这些照护机构有不同的分类标准，如依据功能取向，可以将照护机构分为养老院、护理院及临终关怀机构等；依据主办单位性质可以将其分为公办养老院及民办养老院等。机构照护的服务内容包括个人生活照护、医疗照护、康复运动等。机构照护主要针对失能程度高且缺乏家人照护的老年人，其对服务提供者的专业资质与职业技能有着较高要求，能够满足不同类型失能老年人的照护养老需要。

（二）按服务提供主体划分

根据正式照护与非正式照护的提供主体，可以将正式照护归入正式社会支持体系，将非正式照护归入非正式社会支持体系。

正式照护服务的提供体系包括政府部门、公办养老机构、政府资助的个人与社会组织、慈善机构等。非正式照护服务的提供体系主要是亲属、朋友、邻居、民办养老机构等。

正式照护与非正式照护主要有以下区别。

1. 输送方式不同

正式照护体系中的照护者一般依托于官方的系统组织结构来提供服务，而非正式照护体系的提供主要在家庭中进行。

2. 建立基础不同

正式照护体系中大多数是收费服务，而非正式照护体系大多建立在承诺、责任和爱的基础之上。

3. 任务侧重不同

正式照护体系中的照护者一般需要具备相应的照护知识技能，而非正式照护体系主要通过社会化以及基本的和工具性的活动发展技能来改善失能老年人的自理能力。

一般而言，家庭是非正式社会支持的主要服务地点，机构是正式社会支持的主要服务地点。而社区提供的社会支持较为复杂，涵盖了正式社会支持和非正式社会支持两种方式，是一种将正式社会支持和非正式社会支持相连接的社会支持提供模式（施巍巍，2012）。在我国，目前仍以非正式照护体系为主。

（三）按服务内容划分

按照服务内容划分，长期照护服务大体上可以分为生活照护、健康照护、心理服务及其他支持性服务。

生活照护是对失能老年人日常生活提供帮助的照护服务，包括洗衣打扫、协助进食、协助洗澡如厕等日常照料内容。生活照护是失能老年人最基本的照护需求。

健康照护主要是为失能老年人提供医疗保健护理方面的照护服务，包括病情观察、疾病诊治、康复训练等内容。失能老年人常常同时患有慢性病，因此其既有对日常生活照料的需求也有对医疗护理服务的需求。

心理服务是指为失能老年人提供心理咨询、精神慰藉等服务。失能老年人因其健康问题，心理压力往往较大，加之担忧自身及其家人所承担的照护费用负担，精神压力进一步增大，若其负面情绪不能及时调适缓解，则极易引发各种心理健康问题。曾毅等（2012）、曹志恩（2006）指出精神慰藉已经成为失能老年人的第三大长期照护需求，并且这一需求呈上升趋势。

其他支持性服务则是指除上述三种照护服务外的其他能够提升与改善失能老年人身心状况的照护服务，如居住服务（提供住房）、看护服务（全天候生活监护服务）、临终关怀（为临终者提供终前照护）。失能老年人的特殊性，使得其对长期照护不断有着新的需求，针对失能老年人的其他支持性照护服务内容也愈益广泛和多样化，如瑞典提供的长期照护服务中还包括为失能老年人提供房屋改造，为其房屋提供安保系统。

不同的长期照护服务内容有着不同的服务提供者，除了传统的家庭照护模式仅仅是家庭成员提供生活照护外，社区照护和机构照护两种模式均还需要居家照护人员提供社会照护服务以及医生、护士提供医疗照护服务。

第三节　长期照护服务的影响因素

一、需方因素对长期照护服务的影响

高小芬和于卫华（2014a）通过数据实证分析发现，不同 ADL 评分等级患者的护理需求呈现出不同的状态，并且老年患者对直接护理的依赖性与自理能力成反比，即自理能力越低，护理依赖性越高。

（一）失能对长期照护服务的影响

研究表明，老年人的失能程度越高，其对长期照护服务的需求则越强烈，而且失能程度不同的老年人，其对长期照护服务内容的需求也不同。龚静怡

（2004）、熊必俊（2007）认为，应该按照老年人的自理程度，选择合适的长期照护模式。徐萍（2015）分析发现，在生活照护服务、基础照护服务、专科照护服务、康复指导服务、精神慰藉及心理服务六种服务中，中度失能老年人对其需求均较高；而重度失能老年人对前四种服务需求特别高，对后两种服务的需求降低；轻度失能老年人则对后三种服务有一定需求，对另外三种服务的需求不高。罗小华（2014）认为，相较于部分不能自理的老年人，完全不能自理的老年人对生活照护、健康维护及精神慰藉的上门服务有更高的需求，而对陪同看病、康复治疗方面的需求则较少。

赵怀娟（2013）调查显示，自理能力越差的老年人对精神慰藉的服务需求越高。陈颖等（2016）对不同失能程度老年人所需的精神慰藉服务项目的具体内容进一步研究得出，重度失能老年人在不良情绪排解方面有较高需求，中度失能老年人对陪同、陪伴等服务需求最高，而轻度失能老年人则倾向于选择散步、聊天等项目，既可以满足生理需求也能满足精神方面需求。

此外，罗小华（2014）还分析得出，不能自理程度越高的老年人选择机构照护的可能性就越大，完全不能自理的老年人选择机构照护的发生率是轻度不能自理老年人的 3.16 倍，重度不能自理的老年人选择机构照护的发生率是轻度不能自理老年人的 1.59 倍；同时他还发现，完全不能自理的老年人选择社区照护显著少于部分失能老年人。这可能是因为不能自理程度越高的老年人对长期照护服务的专业性有更高的要求，在经济承受能力之内，老年人更有可能选择养老院等机构照护模式。因此，龚静怡（2004）、熊必俊（2007）认为，应该按照老年人自理程度选择合适的长期照护模式。

（二）老年人的经济可负担性对长期照护服务的影响

失能老年人自身及外部提供的经济供给影响长期照护服务的模式选择及质量水平。由于生活自理能力部分或完全丧失，失能老年人需要接受相应的照护服务以维持生理机能、保障生活质量，由此需要承担对应的服务开支。失能老年人自身的经济供给主要是自己的离/退休金、养老金，外部提供的经济供给主要是子女给予的资助。杨贞贞（2014）研究发现，不管是城镇还是乡村，家庭经济供养仍是基本自理与不能自理老年人主要的经济来源。

失能老年人享有的经济供给会直接影响其经济支付能力，经济供给不足的失能老年人及其家庭往往会选择非正式的长期照护模式，而舍弃内容、标准和专业化水平更优质的正式长期照护模式。故而经济供给会影响长期照护服务模式的选择。无论是城市还是农村，经济收入都影响着失能老年人对照护方式的选择，家庭收入高的失能老年人倾向于选择社会化照料，而经济困难的失能老年人对社会化照料的购买力弱，只得依赖于家庭照料，甚至可能陷入无人照料的困境，且经济收入对城市老年人的影响大于农村（苏群等，2015）。

McKinlay 等（1995）在对不同照护模式的成本进行评价时指出，支付能力低的失能老年人往往会选择开支相对较少的家庭照护模式；于泽浩（2009）在研究城市失能老年人家庭照护的困境及应对策略中提出，子女的经济支持是失能老年人获得优质照护服务的重要保障，只有获得足够的经济供给才有能力承担相应的照护服务开支；张燕（2017）研究显示，在家庭照护中，由于照护老年人的家庭成员不得不经常请假、旷工从而造成收入损失，进而对老年人享受的长期照护服务的质量产生不利影响。同时，由于经济供给不足，失能老年人及其家庭又无力选择开支相对更大的机构照护等其他照护模式。

（三）老年人其他因素对长期照护服务的影响

长期照护服务除受到老年人失能程度和经济负担能力的影响外，还受到老年人其他相关因素的影响，且这些相关因素不仅会影响照护服务模式，还会影响照护服务的时间和内容。已有研究表明，年龄是失能老年人长期照护需求的影响因素。尹尚菁和杜鹏（2012）分析指出，失能老年人的年龄越大，其所需要的长期照护服务越多；黄匡时和陆杰华（2014）分析发现，无关老年人的性别，其80岁时的平均预期照护时间均明显高于65岁。

同时，也有学者对性别与长期照护服务需求的关系进行了研究。张希等（2014）认为，性别是长期照护服务需求的重要影响因素；尹尚菁和杜鹏（2012）调查发现，在整个老年期间，女性预期照护时间占全部剩余寿命的比例相较于男性要高出10个百分点。

此外，王静和吴明（2008）认为，失能老年人在选择长期照护模式时会受到其居住状态、健康状况、社会网络的影响，且受前两者影响更大。研究发现，相比城市老年人享受的更完善的社会支持体系，农村失能老年人往往由于丧偶、子女外出打工等不利因素，享有的社会支持水平低，在身心健康、生活条件均面临威胁的情况下，却无法获得相应的照护服务（杨丽华，2012）；曹艳春等（2013）分析指出，农村老年人及其子女在长期照护模式选择上会受到老年人自身社会交换资源的影响，如老年人的收入情况、老年人给予国家的税收或社会保险费以及给予子女的无偿服务等；张希等（2014）的研究还得出，老年人的婚姻状况、户口性质、学历水平、情绪低落程度及药物依赖程度是长期照护服务需求的重要影响因素。

二、供方对长期照护服务的影响

（一）提供者数量对长期照护服务的影响

近年来，我国家庭规模的日益缩减使得家庭能够提供的长期照护服务不断减少，家庭照护提供不足。据《中国家庭发展报告 2016》，我国家庭规模呈现出日益小型化趋势，平均规模为不足 3 人。"三口之家"的日益普遍化极大削弱了家庭的赡养功能，面对失能老年人日益增加的长期照护需求，居家照护服务模式的人员供给呈现明显不足，面临巨大挑战。Leinonen（2011）研究表明，子女数量是老年人获得照顾的重要影响因素，当家庭中有多个子女时，照顾责任将会被分担，进而每个子女承担的照顾负担也相应减少。

我国有关部门、社区提供的长期照护服务机构及相应床位的数量增长速度仍较大落后于我国老年人的增长速度，加上长期照护服务专业人员的巨大缺口，致使正式照护体系发挥的作用有限。据 2017 年社会服务发展统计公报，我国各类养老服务机构和设施共有 15.5 万个，比上年增长 10.6%；各类养老床位合计 744.8万张，比上年增长 2%（每千名老年人拥有养老床位 30.9 张）。随着政府对养老事业的日渐重视，对养老事业的财政投入不断加大，长期照护服务机构及其床位数量增长速度明显，但是相比于老年人的增长速度，长期照护供需匹配严重不平衡的形势依然严峻。2016 年全国第四次中国城乡老年人生活状况抽样调查结果显示，我国失能、半失能老年群体数量达到 4 063 万人，则理论上应当配置的长期照护服务人员应达到 406 万名。但我国现阶段从事长期照护的专业人员还不到 100 万人，养老照护机构在人员配置上难以达到标准，影响失能老年人需要的长期照护服务的质量，也掣肘了照护机构服务能力的提升。

（二）提供者素质对长期照护服务的影响

已有不少学者对提供主体与长期照护服务之间的关系展开了研究。在家庭照护模式中，照护者的年龄特点（即配偶或两代人之间的年龄差距）对老年人的长期照护服务存在一定影响（周云，2000）。吴园秀等（2014）通过 Barthel 指数分析认为，老年患者通过社区居家医养结合的照护能够获得更多安全感，且同时使家庭医疗费用和医院医疗资源负担大幅降低。但在社区照护模式中，服务提供者的素质是社区照护服务的重要影响因素（郁晓霞，2005）；杨莲秀（2011）研究表明，社区照护由于涉及医疗、照护、心理等专业性较强、难度较大的服务，其受服务提供者素质的影响较大。

但目前大多数社区照护还缺乏这样的专业照护人员。中国老龄科学研究中心课题组（2011）研究表明，长期照护服务人员的学历多数属于中专及以下水平，仅有不到三分之一的人取得了护理员资格证书。专业性社区照护人员及医疗照护人员短缺使得我国失能老年人整体上获得的照护更多是生活上的，而在医疗、康复及心理等专业性较强的服务方面获得性较少。而在国外长期照护服务体系构建较为完善的地区，早已认识到照护人员的专业水平对于照护质量的关键作用，因此高度重视对长期照护人员的培训和管理。

三、环境对长期照护服务的影响

（一）传统文化对长期照护服务的影响

不同地区的文化差异以及由此而产生的伦理价值观念被广泛证实会对老年人的长期照护服务产生重要的影响。比如在东方传统文化中的"孝"文化与西方崇尚的个人独立价值观对长期照护服务的影响完全不同。

国内外不少学者对"孝"文化下失能老年人的长期照护模式选择进行了研究。Barresi 和 Stull（1993）研究发现，黄种人、华人文化地区以及有佛教信仰的失能老年人有更大概率选择家庭照护。在"孝"文化的熏陶下，东亚地区国家更倾向于选择非正式照护服务模式，而家庭照护又是其中最为主要的照护方式，这是源于他们更多地考虑亲情、老年人的尊严及照顾老年人的责任；Seo 等（2005）的研究结论显示，在韩国，有80%的女儿及其家人为不居住在一起的失能老年人提供照护服务；Ikegami 和 Campbell（2004）研究发现，在日本，75%以上的年轻人承担着在家中照护父母的责任。可见，韩国和日本的居民在"孝"文化的长期熏陶下，更倾向于在家中为老年人提供照护。

在中国，基于传统养老观念，大多数失能老年人都不愿意选择入住养老机构，因为他们认为这将会降低他们的自由感、自主感和选择感，生命质量有所下降，而家庭作为特殊的社会基本单位，对于老年人而言意义重大，他们对于居家照护的方式有着强烈的偏好。丁兰等（2007）调研显示，88.0%失能老年人更愿意选择社区提供的居家照护模式。倪荣等（2010）调研发现，86.32%的被调查失能老年人希望住家，当他们出现健康问题时首先求助的对象是亲属，最后才是保姆；当需要长期住院时，57.61%的失能老年人希望得到家人的照护。

然而，在个人主义价值观盛行的西方国家，往往将机构照护模式作为主要选择，辅之以家庭照护模式。个人主义价值观决定了老年人往往不会依靠家庭成员、子女，而更多地依赖于自身。在美国，老年人与子女共同居住的比例不足家庭总数的 3%（丁一，2014），社区照护和机构照护是美国主要的长期照护服务方式。此外，相较于东亚地区家庭，西方国家的家庭中代际责任传递并没有那么明显，社会更多地承担了为失能老年人提供长期照护服务的责任。

（二）社会变迁对长期照护服务的影响

相关研究表明，家庭成员数、家庭成员的居住模式会影响年轻人为失能老年人提供非正式照护服务。McDonald（1984）认为文化（或立法传统）、家庭成员在人口学意义上的可获得性（即家庭成员数）、地理学意义上的可获得性（家庭成员之间的地理距离）、家庭成员的经济能力和提供养老的意愿是影响家庭养老体系变化的五方面因素；并且 Bengtson 等（1990）的分析指出，家庭结构变迁的四个方面（即家庭的年龄结构由"金字塔型"转向"瘦长型"、家庭规模结构的不断缩小、家庭解体事件的增多及家庭成员之间经济角色的转变），均使得年轻人提供的非正式照护变少了；Gureje 等（2010）的研究表明，与城市化相关的社会因素可能与无法获得非正式的照护服务有关。由此可见，家庭成员数、家庭成员的居住模式会影响年轻人为失能老年人提供非正式照护服务。

随着我国工业化的快速推进、城镇化的迅速发展、人口的大规模流动，子女在外工作的情况越来越普遍，妇女的劳动参与率不断提高，家庭"小型化"、独居老人、空巢老人等现象愈益明显。在此背景下，家庭赡养功能呈现不断弱化趋势，家庭照护模式的人员供给面临巨大挑战，老年人尤其是农村留守老人存在着极大的未被满足的长期照护服务需求，亟待政府和社会提供高质量的长期照护服务。

第四节　我国长期照护服务的特征及挑战

一、我国长期照护服务的特征

（一）以非正式的居家照护为主

一方面，基于中国人的传统养老观念，大多数老年人及其家庭主观上都倾向于选择居家照护的方式，而不愿意选择其他的照护方式。在"孝"文化的熏陶下，失能老年人子女会更多地考虑亲情、老年人的尊严及照顾老年人的责任，并且家庭作为特殊的社会基本单位，对于老年人而言意义重大，他们对于居家照护的方式有着更高的选择意愿。第四次中国城乡老年人生活状况抽样调查数据显示，82.05%的城乡老年人更加倾向于在家里养老，且农村在家养老的意愿达到88.47%，高于城镇地区的 76.19%。苏群等（2015）同样分析得出，绝大部分（90%）的失能老年人主要选择居家照护的方式，较少接受社会化照料形式。

另一方面，从老年人及其家庭客观的经济负担能力来看，机构养老照护的方式相对昂贵，大多数老年人及其家庭无力承担，只能选择开支相对较小的居家照护方式，这种情况在农村更为明显。全国范围内，养老机构收住自理老年人的平均月收费为 1 636 元，失能老年人的为 2 604 元；而 2015 年，老年人的平均月收入为 1 175 元，其中城镇老年人的收入略高，为 1 878 元，农村老年人的月收入则仅有 405 元（朱凤梅，2018）。可以看出，老年人尤其是农村老年人的收入水平很难负担起目前机构养老照护的费用。在经济支付能力有限的情况下，失能老年人及其家庭往往会选择经济负担相对较小的家庭照护方式。

（二）服务内容以生活照护为主

鉴于我国长期照护服务方式以非正式照护为主，而非正式照护的提供者又以家庭成员、亲属为主，大多不具备专业性的照护知识与技能，因此决定了长期照护服务的内容主要是为失能老年人提供协助饮食起居、清洁打扫等日常生活上的照料。虽然在我国一些推行长期照护正式服务的试点地区，其服务内容包含了饮食照料、清洁照料、病情观察、清洁消毒及康复护理等多个服务项目，但由于老年人的需求呈现多维度、多层次的特点（赵怀娟，2013），而且服务提供并未结合失能老年人的程度及特征进行调整，所以供需错位现象仍难以避免（蔡双霞等，2016）。

老年人失能程度和慢性疾病是不断发展变化的，这意味着老年人长期照护服务需求具有复杂性与差异性，既有对日常生活照护服务的需求，也有对医疗照护服务的需求。而且随着人们生活水平的提升，老年人（特别是失能老年人）对照护内容需求日益丰富和多元化。因此可见，我国老年人长期照护的供需匹配严重不平衡，目前提供的长期照护服务内容远远无法完全满足老年人的照护需求。

（三）照护费用以个人筹资为主

目前，我国尚未构建起能够抵御失能老年人照护服务经济风险的保障体系，即还未建立完善的长期护理保险制度，失能老年人的长期照护费用以个人筹资为主。

现阶段，我国政府为推动养老事业发展，出台了许多优惠支持政策，但这些政策以补贴护理机构为主。而在我国，大部分有长期照护需求的老年人多选择以家庭照护为基础的非正式照护模式，选择机构照护模式的比重不高。即意味着，大部分未选择机构照护或者被排除在机构照护之外的失能老年人没有机会享受到相应的资金补贴，其产生的照护费用主要由个人负担。

二、我国长期照护服务的挑战

鉴于我国长期照护服务的特征，失能老年人的长期照护已经成为一个严重的社会问题。随着家庭照护功能弱化，单靠家庭已经无法满足其照护需求，而国内的机构和社区在照护服务供给上也尤为不足，长期照护服务正在面临巨大挑战。

（一）非正式照护人力不足

随着我国工业化的快速推进、城镇化的迅速发展、人口的大规模流动，子女在外工作的情况越来越普遍，家庭"小型化"、独居老年人、空巢老人等现象愈益明显。长期计划生育政策使得我国城乡老年空巢家庭比例超过 50%，部分大中城市老年空巢家庭甚至达到 70%（向田，2016）。第四次中国城乡老年人生活状况抽样调查结果显示，我国城乡空巢老人比例超过一半（51.3%）；城镇空巢老人占 50.9%，农村占 51.7%。

在此背景下，家庭赡养功能呈现不断弱化趋势，居家照护服务提供人员不足，家庭照护模式的人员供给面临巨大挑战。传统的家庭照护模式日渐减少，出现了家庭照护的"失灵"现象。Mason（1992）的研究表明，人口迁移可能会使父母的权力被削弱、对年轻一代的控制力减少、"少子化"现象增多、妇女就业率提高，从而造成代际分离、多代家庭数量减少，家庭养老功能减弱。

老年人尤其是农村留守老人存在着极大的未被满足的长期照护服务需求，亟待政府和社会提供高质量的长期照护服务。与此同时，妇女的劳动参与率又在不断提高，这些均使传统的家庭养老发生危机，家庭已不能满足不断增长的长期照护服务的功能需要。陈晶和李丹（2013）分析指出，虽然目前家庭养老仍然是我国的主要养老模式，但是随着老龄化问题日益凸显，我国的长期照护供给已无法满足不健康剩余寿命的增加对它的需求。我国长期照护服务的正式社会支持还不充分和完善，机构照护与社区照护缺乏实质性发展，难以缓解非正式照护人力短缺的困境。

（二）医养结合服务需求紧迫

长期以来我国医疗和养老都存在"医养分离"的问题，导致老年失能患者无法享受到连续的照护服务。医疗机构只对老年患者提供医疗救治，之后的病情疗养则需要回到老年人自己家中。而养老机构大多仅提供日常的生活照料，如做饭送餐、清洁打扫、提供简单休闲活动等。

专业化照护人力的不足使得我国失能老年人多样化、多层次的长期照护服务需求无法得到满足，也对医疗服务构成巨大压力。据我国民政部相关统计数据，

2015 年底我国 358.1 万张养老机构床位中，年末收住老年人 214.7 万人，接收的失能、半失能老年人仅 63.7 万人，占总体收住人数的比例仅为 29.7%。从这一数据中可以看出，养老机构收住的老年人大多为自理能力正常的老年人，而失能半失能老年人往往同时患有慢性疾病，专业护理人员的短缺导致了养老机构内护理型床位的严重不足，这些老年失能患者在无法获得相应医疗护理服务的情况下就会选择到医疗机构住院诊治。

随着医保制度的健全完善，基本医疗保险可以报销在医院长期住院的床位费和护理费，使得越来越多的失能老年人选择长住在医院，"占床住院"的社会性问题逐渐加剧，不仅加大了医疗费用的支出，也占用了有限的医疗资源；不仅加大了医疗机构诊疗压力，对医疗保险基金构成极大负担，也增加了老年人获取照护服务的不便利性。

由此可见，加强医疗服务与养老服务的结合才能满足老年人疾病预防、健康干预、长期照护等多元化医养服务需求，真正实现老年人健康权益，促进养老服务体系、医疗保障制度、医疗服务体系有效衔接，是推进养老服务体系社会化的重要方式。

（三）因个人筹资导致致贫风险

由于我国长期照护服务费用以个人筹资为主，而大多数老年人在晚年的时候就失去了经济来源，一般就是靠离/退休金、子女供给或者是社会保险和救济，仅靠这种传统的资金渠道很难负担不断增长的长期照护服务费用的支出，为家庭经济生活带来长期的压力，构成一定致贫风险。

孙金明和张国禄（2018）利用 2014 年中国老年健康影响因素跟踪调查数据分析得到，两成失能老年人属于绝对贫困，多数失能老年人医疗护理需求较大而医疗保障水平较低，使得失能老年人相比于其他老年群体，有着更高的致贫返贫风险。曾卫红等（2014）分析得到，生活在贫困线的失能老年人会陷入一种贫困怪圈：贫困—过早衰弱—长期照护需求增加—长期照护级别升级—经济压力增加—陷入短期经济贫困—陷入长期经济贫困—加剧贫困，加剧失能老年人晚年生活质量和照护质量的恶化，贫困老年人的长期照护问题凸显。这体现出失能老年人由于长期照护服务的费用支出而承受较大的经济压力，且这种经济压力对于原本就不富裕的失能老年人有着更高的致贫风险。

综上所述，人口老龄化的发展对社会支持体系提出了更高的要求。事实上老年人获得的社会支持常常低于正常人群（张国琴和王玉环，2011b）。我国社会支持变迁研究表明，1996~2015 年老年人的总体社会支持水平是逐渐下降的（辛素飞等，2018），尚不足以支撑人口老龄化的快速发展。总体来说，失能老年人获得的社会支持低于正常人（王玉环等，2010）；由于基础设施和社会保障体系更加完善，城市失能老年人更易获取社会支持（王春颖等，2012）。家庭中的代际支持对于老年人至关重要，其支持和照顾的力度主要受制于子女的实际能力（陈传锋等，2008）；但单纯的非正式社会支持难以满足失能老年人的需求，现代社会的人口流动加快、家庭小型化和空巢化现象突出，致使以家庭为主的传统照护方式越来越难以为继，供需矛盾日益凸显。因此，失能老年人的照护亟须辅以制度化的正式社会支持，以增强老年人面对生活的信心和安全感（方黎明，2016）。

本 章 小 结

老年人失能所带来的挑战不仅是老年人自身的生活质量问题，也关系到整个社会支持体系的应对能力。社会支持是指在正式的支持组织和非正式的支持组织的帮助下，人们认为可以获得或实际上由非专业人员提供给他们的社会资源，包括正式社会支持和非正式社会支持，两者都可以为失能老年人提供照护服务，但方式和内容存在一定的差异。长期照护服务是以老年人为照顾对象，提供协助其日常生活的医疗、照护和生活服务，受需方、供方和环境三个方面的影响。目前，我国长期照护服务仍然以非正式的居家照护为主，服务内容以生活照护为主，费用以个人筹资为主，面临较大的不确定性、不稳定性、不专业性等挑战，亟须建立健全制度化的正式社会支持，以缓解非正式社会支持的压力，改善失能老年人的晚年生活质量。

第四章 失能规律与长期照护服务标准的关联研究

前文已述，老年人失能的照护主要依赖于正式社会支持和非正式社会支持，而非正式社会支持已然处于负荷过重的状态，通过完善正式社会支持体系来提供长期照护服务成为当务之急。但是当前我国如果推行制度化的长期照护服务还存在一些必须解决的问题和难点，其中最主要的问题是关于长期照护服务的筹资和补偿，而筹资除了需要探究筹资渠道及来源，更关键的是如何测算筹资水平。这里面就涉及一个非常基础的问题——长期照护服务的标准问题，包括长期照护服务的内容、时间成本和人力成本。由于不同失能程度的老年人所需要的日常生活照护、医疗照护项目往往不尽相同，失能程度越高的老年人所需的服务量越大、服务难度越高，因此，厘清失能老年人的需要与长期照护服务提供之间的关系尤为重要。

值得强调的是，既往研究已经发现老年人的失能存在一定的规律（详见第二章），在一些已经建立起正式长期照护服务制度的国家或地区，也基于这种失能规律确定了长期照护服务的标准。但考虑到我国老年人失能特征的特异性以及老年人需求的特异性，基于我国老年人失能程度的变化规律来探究长期照护服务的标准具有重要意义。因此，作者在对失能程度的判定以及对长期照护服务的理论研究的基础上，对老年人失能规律与长期照护服务的内容和成本之间的关联进行了实证研究。本章重点阐述实证研究的过程和结果，为长期照护服务的测算、筹资及长期照护服务体系的框架设计进行铺垫。

第一节 研究背景及意义与国内外现状

一、研究背景及意义

我们已经知道，目前我国传统的家庭照护模式已然无法应对日益庞大的失能老年人人群带来的照护负担，结合发达国家的经验，我们认为建立健全制度化的长期照护服务体系是我国走出老龄化困境的必由之路，也是实现健康老龄化战略目标的重大举措。因此，我们需要明确制度化的长期照护服务标准，其核心内容便是基于老年人失能变化规律确定其资源消耗和成本，并为设计长期照护服务筹资体系奠定基础。

Seifer（1987）认为，对失能老年人基于失能等级分类评估是评估失能老年人的照护服务需要种类、程度及预后最敏感的方法。美国、德国、日本等是长期照护服务体系较为成熟的国家，均制定了详细的照护服务标准和内容，以在评估不同失能等级的老年人所需要照护服务的基础上，依据标准来明确各级照护服务的补偿范围和水平。

然而，目前我国尚未建立起符合失能老年人特点的长期照护分级服务标准，导致了我国长期护理服务体系的建立仍然相对滞后。具体表现如下：长期照护的服务标准未结合服务等级，分级护理流于形式，未落到实处（雷鹏和吴擢春，2016），从而影响了长期护理服务保险的筹资和补偿水平设计（孙洁，2017），导致顶层设计上存在系统性和客观性不足的问题。

此外，我国长期照护服务的人力资源配置也未能与失能老年人照护服务的等级相匹配。目前我国大多数养老机构或护理院的护理人员配置方案普遍忽略了不同失能程度老年人的病情、个体差异所引起的护理工作量的差异，导致人力资源的配置与失能老年人应当接受的照护服务等级不相匹配，有限的照护人力资源无法与照护分级进行有效衔接，从而使得照护分级在护理人力资源的分配上难以发挥作用，出现护理人员工作负担重、失能老年人对照护服务不满意的问题（高小芬和于卫华，2014b）。

因此，通过实证研究找出老年人失能程度的变化规律，并以此为依据明确长期照护服务的标准，有助于预测和规划所需的护理人力资源，并测算长期照护服务需要筹资的水平，为构建适合我国国情的长期照护服务体系提供参考。

二、国内外现状

（一）国际上基于失能程度的照护分类评估

20世纪50年代以来，患者分类系统（patient classification systems，PCSs）受到了国外护理专家的推崇，该系统以患者每天所需的护理时数为依据划分护理等级，按其发展过程分为原始型分类评估方法和因素型分类评估方法（Abdellah and Levine，1988）。

1. 原始型分类评估方法

原始型分类评估方法是一种主观的分类方法，以相似的项目为基础做分类，其分为 3~9 类不等，以一般性的描述为主，如机体功能障碍程度、疾病恢复程度、疾病的严重程度、所需护理的多寡等，然后护理员通过评估病人在这些指标上的表现，主观地将表现相似的病人分到某一类中，并据此将病人划分到某一护理水平。

原始型分类评估方法在评估患者每一指标时比较简单明确，容易掌握且不费时（孙红等，2007），但缺点是对评估者要求较高，需要熟悉具体的分类决策规则（Albrecht，1991），且患者的个体差异、病情和病种的特殊性使不同医护人员对同一患者进行分级的结果易有偏差（尚少梅等，2012）。

美国的养老护理服务等级评估采用的便是原始型分类评估方法。美国自 1987 年开始采用国际居民评估工具对入住养老机构的老年人进行机体功能状态和照护需求评估（Hawes et al.，1997），包括评估功能、健康、社会支持以及服务过程中涉及的多个关键环节，其核心内容是最小数据库集，涵盖了认知功能、沟通和听力状态、视功能、身体功能、排泄、社会心理健康、情绪和行为问题、活动、疾病诊断、健康状况、营养状态、口腔和牙齿护理、皮肤护理、药物使用和特殊护理 15 个方面，接着采用资源利用分组方法将老年人护理等级按严重程度分为康复治疗、广泛服务、特殊护理、临床复杂问题、行为症状、认知表现、躯体功能减退 7 个组，并进一步细分为 44 个级别，能有效区分老年人及其应该接受的照护服务，有助于制订针对性的护理计划和分配照护人力资源（Fries et al.，1994；张宝库等，1994）。

2. 因素型分类评估方法

因素型分类评估方法是一种客观的分类方法，首先确定重要指标，这些指标要能够清楚地呈现护理时数和能反映病人需要的情绪支撑项目等，并用时间量化，即将每一患者每日所需护理活动的次数，乘以标准护理时间，加总后即得到该患者每日所需的护理时数，再据此将病人划分到不同的护理等级。

因素型分类评估方法比原始型分类评估方法更客观、精细，有效保证了工作质量和护理人力资源的合理分配（Moreno et al.，1998）。但因素型分类评估方法也存在缺陷，随着护理操作水平的不断提高，护理标准时间也是动态变化的，因素型测量能否准确真实地反映护理工作量受到了一些护理人士的质疑（孙红等，2007）。此外有学者认为护理需要是复杂多元化的，包含个体和护士双方面的护理活动，护理工时并不能全面地反映护理需要。且时间研究强调了护理数量而忽视了质量（Noyes，1994），因此部分学者认为护理人力的配置必须基于护理照护的结果，而不是简单的时间需要（Fagerström and Rainio，1999）。

日本的介护保险护理服务便属于因素型分类评估方法。日本养老护理服务等级评估采用介护保险分级的办法，主要包含身心障碍和医疗项目 2 个维度。其中身心障碍从瘫痪与关节受限、运动与平衡、复杂运动、特殊服务、日常活动与工具性日常活动、人际交流与认知、行为问题 7 个子维度来评价，而医疗项目评价包含了静脉注射、疼痛处理、褥疮处置等 12 项医疗服务项目。评估软件根据上述项目的得分推算各项服务所需的照护时间和照护强度，再结合介护认定审查委员会的第二次诊断报告，确定老年人的照护等级（张莹，2011）。根据最新的介护认定原则，老年人照护服务被分为需支援和需介护两大类，并按照老年人照护服务需要的程度从低到高依次为需支援 1~2 型，需介护 1~5 型，共 7 个分级，并分别对应各级的支援或介护服务（椋野美智子和田中耕太郎，2016）。

奥地利的长期照护分级也属于因素型分类。奥地利依据基本生活自理能力和工具性活动自理能力，分别从心理状态、生理状态、行为症状和营养状况等方面对长期照护需求进行评估，首先将失能程度分为 7 个等级，并把 7 个等级分别转化为相应的每月照护服务的需求量，如失能等级为 1 级的人每月需要50~74 小时的照护服务，最后再将照护时间和相应的津贴标准相对应（Trukeschitz and Schneider，2012）。此外，一些特殊群体被自动归类于某个等级，如需借助轮椅的人被归为至少 3 级，失明的人被归于 4 级，失明且失聪的人被归于 5 级，需永久性监护等被归于 6 级，无法移动等状况被归于 7 级（Brodsky et al.，2000）。

此外，还有一些国家也有其独特的照护分级方法，如荷兰根据其日常生活活动中存在困难的程度将老年人的照顾需求划分如下：0 级、1 级、2 级，其中 2 级由主观因素和客观因素综合决定（Portrait et al.，2000）。而德国则从移动、认知与联系能力、行为与心理问题等 6 个维度出发，将老年人的失能程度分为 4 个等级，并对应地按服务次数和时间将老年人划分为 4 个照护等级（陈雷，2016）。英国则以"Easy Care"作为评估工具，包括了生理、精神、社会环境等各方面的49 个问题，借助 Barthel 量表、SF-36 量表等评估老年人的失能状况，并据此推算出护理服务所需时间，从而将护理服务分为 4 个等级。

综上，根据失能程度确定失能老年人的照护分级是长期照护服务的一般性规律，具有普遍性，而每个国家的具体国情又有其特殊性，只有将普遍性和特殊性结合起来，根据国情建立起符合老龄化发展规律的长期照护服务体系才能缓解日益庞大的失能老年人带来的照护压力，推动健康老龄化进程。

（二）我国基于失能等级的照护分类探索

我国临床分级护理始于 1956 年（李文清等，2007），最开始由黎秀芳及张开秀两位护士提出，一直沿用至今（杨英华，1999），目前已在各级各类医疗机构中广泛实施，但是由于收治对象和服务内容的不同，养老照护服务中的分级标准与医疗机构完全不同。截至目前，针对我国养老护理服务分级标准的研究相对较少，尚未建立起明确客观的照护分级指标和细则（肖文文等，2017）。由此，我国多数养老院对分级护理的划分仍然很灵活，部分养老机构使用 2001 年《老年人社会福利机构基本规范》行业标准进行等级划分，宽泛地分为自理老人、介助老人、介护老人，未明确各护理级别判定的详细标准。部分养老机构依据 2013 年民政部发布的《老年人能力评估》标准，将老年人划分为能力完好、轻度失能、中度失能和重度失能，据此判定老年人的生活能力和所需的服务等级。还有一部分养老服务机构则采用自行制定的标准，而这些标准评估内容单一，缺乏可量化的评价指标，指导性不强，无法成为养老照护服务中科学划分护理等级的依据（孙洁，2017），甚至还有部分养老机构的护理分级标准无据可循。

目前我国上海、青岛等地借鉴国际经验，并从我国实际情况出发，探索综合评判失能老年人生活能力及其所需的护理等级的方法，力图因地制宜地建立起基于失能等级的照护分类标准。下面简要介绍两地的实践经验与不足，以供参考。

1. 上海市基于失能程度的照护分类探索

上海市于 2016 年颁布《长期护理保险需求评估实施办法（试行）》[1]，并于 2018 年进行修订[2]。评估办法从老年人的自理能力和疾病轻重两个维度评估老年人的身体状况和照护需求，并由定点机构组织专业的评估人员上门完成评估调查，如实记录《上海市老年照护统一需求评估调查表》，再按照《上海市老年照护统一需求评估标准》的分级标准，将老年人所需的护理等级分为 7 个等级。

其中自理能力维度包括日常生活活动能力（包括大小便失禁、洗漱、如厕、进食、行走等 13 项内容）、工具性日常生活活动能力（搭乘公共交通、现金和银行账户管理 2 项内容）、认知能力（时间定向、空间定向、瞬间记忆、短期记忆 4 项内容）3 个方面，对应的权重分别为 85%、10%、5%。疾病轻重维度主要包括当前老年人群患病率较高的 10 种疾病，如慢阻肺、糖尿病、高血压等，将每种疾病分成局部症状、体征、辅助检查、并发症 4 个分项，对应的权重依次为 30%、30%、30%、10%，然后求加权总分。其总分为 0~100 分，分值越高所需的照护等级越高，具体如下。

（1）疾病轻重维度得分小于或等于 30 分的，根据自理能力维度得分的大

---

[1] http://rsj.sh.gov.cn/12333web/rdzt/chx/07/201805/t20180509_1281987.shtml.

[2] http://www.shanghai.gov.cn/nw2/nw2314/nw2319/nw12344/u26aw57421.html.

小，从低到高划分如下：正常、照护一级、照护二级、照护三级、照护四级、照护五级。

（2）疾病轻重维度得分大于30分且小于或等于70分的，根据自理能力维度得分的大小，从低到高划分如下：正常、照护一级、照护二级、照护三级、照护四级、照护五级、照护六级。

（3）疾病轻重维度得分大于70分的，根据自理能力维度得分的大小，从低到高划分如下：正常、照护一级、照护二级、照护三级、照护四级、照护五级、照护六级，同时建议至相关医疗机构就诊。

上海市试点推出的老年照护统一需求评估工作通过一次评估作为多种服务的依据，试图通过整合资源、合理匹配，保证养老服务资源的公平分配和有效使用（上海市民政局，2017）。

2. 青岛市的长期照护实践

2012年青岛市政府颁布了《关于建立长期医疗护理保险制度的意见（试行）》，这是我国在长期护理保险构建方面出台的首个政策性文件，青岛因此成为我国长期护理保险制度的"开拓者"。青岛市人力资源和社会保障局又于2018年发布《青岛市长期照护需求等级评估实施办法》，其目的在于推进养老服务业的健康发展。它要求护理服务机构对失能老年人进行综合评估，主要包括：日常生活活动、精神状态、感知觉与沟通、社会参与、疾病状况、特殊医疗护理需求、营养状况、家庭经济状况、生活环境状况等几个维度。

根据评估结果，将其分为0~5级，对应国家民政部的行业标准《老年人能力评估》，0级为能力完好，1级为轻度失能，2、3级为中度失能，4、5级为重度失能。3级以上的老年人可按规定享受护理保险待遇，2级及以下的不能享受护理保险待遇。评估结果是街道办事处、村（居）委会为辖区困难失能老年人办理失能补贴、安排居家养老或者公办养老机构的依据；享受政府补贴的养老机构，可以凭入住老年人的评估结果，向民政部门申领运营补助。

根据失能老年人的不同需求，分别提供四种服务形式以供选择：医疗专护、护理员医疗护理、居家医疗护理、社区巡护。服务内容包括定期巡诊、观察病情、基础护理、专科护理、处置和护理胃管、气管、造瘘管等管道并及时处理病情发生重大变化的病人等大量与医疗相关的照护服务。

值得注意的是，青岛市仅仅评判了老年人的失能程度及其享受的照护保险，但并未据此对照护等级进行划分①。因此，有学者认为，青岛的长期照护服务设计中，除ADL等常规评估指标外，还附加了医疗专护的特殊情况，且从服务内容

---

① http://m.qingdao.gov.cn/n172/n24624151/n24626255/n24626269/n24626283/150317105023788453.html.

到形式都与医疗有关，这种规定容易让长期照护的概念误解为医疗护理，导致长期照护政策的错位（夏伟伟，2013）。

　　总体来说，随着老龄化时代的到来，我国政府和相关学者均充分认识到了建立基于失能程度的长期照护服务分级标准的重要意义，虽然我国长期照护服务标准的建立仍处于试点探索阶段，但是通过学习借鉴国内外经验，并借助调查数据进行定量化分析，为我国长期照护服务标准的建立提供理论和实证的双重依据，是我国建立起科学完善的长期照护服务体系的前提和基础。

第二节　研究假设及设计框架

一、研究假设

　　长期照护服务需求的产生原因是老年人失去生活自理能力，即失能，其失能的程度越高，对长期照护服务的依赖性就越强，从而护理服务的需求就越大，消耗的人力、物力、财力资源也越多，即照护服务的内容和消耗的资源是建立在失能老年人对照护服务的依赖程度基础上的。因此，为了使失能老年人得到最匹配、最精准的长期照护服务，需要明确老年人失能程度与护理内容之间的对应关系。

　　Rickayzen 和 Walsh（2002）研究表明，在失能早期如果能有效识别和及时干预，并为之提供适宜的照护服务，能够在一定程度上扭转身体功能受损的状态，防止机体功能发生进一步恶化，提升老年人的生存质量。虽然老年人的失能状态是一个高度动态化和多样化的变化过程（Manton et al.，2007），但如第二章所述，失能老年人的 ADL 障碍、IADL 障碍以及认知功能障碍的发生发展是有规律可循的，一些功能的丧失有着一定的先后顺序。以上信息对作者的启示在于，可以基于我国老年人失能的发展规律找到对老年人提供适宜照护服务的标准依据，即找出不同失能程度对照护服务需求的具体差异，从而为制定出基于不同失能程度的照护服务提供标准，这涉及物力、人力及财力资源的合理配置。

　　不同失能程度的老年人所需要的照护服务内容、数量、质量、复杂度、精细度、资源消耗量等均存在巨大差异，鉴于当前我国正式社会支持体系能够提供的照护资源极其有限，只有按照老年人的失能程度匹配相应等级的照护服务，才能兼顾公平和效率地利用我国的照护资源。这样做既能提高失能老年人对照护服务的满意度，也能在一定程度上减轻照护机构的压力，最大化实现现有照护资源的价值。

　　因此，作者利用历次中国健康与养老追踪调查（China Health and Retirement

Longitudinal Study，CHARLS）数据，测算我国老年人失能的发生率及严重程度现状，以及老年人失能程度的变化规律，结合对典型照护服务机构的调查，了解不同失能程度老年人照护服务的需求及实际供给现状，从而寻找失能规律与长期照护服务内容、所需时间及人员之间的对应关系，为长期照护服务的成本测算提供依据。

二、设计框架

（一）研究思路

首先，测算老年人失能的发生规律及状态变化过程。第一，利用文献研究对国内外失能程度评估方法进行系统梳理，初步建立失能程度评估的理论基础。第二，根据历年 CHARLS 数据进行描述性分析得出失能项目的发生顺序，并利用生存分析进一步验证和挖掘我国老年人失能的发生顺序和变化规律，从而将老年人失能分为不同的等级。

其次，明确各个失能程度的照护服务内容。第一，通过文献研究法，系统了解国内外学者对不同失能程度老年人照护服务需要的研究思路、方法、内容、结果等，掌握研究所需的理论基础。第二，采用德尔菲专家咨询法，对长期从事临床护理、医疗保险、医疗服务等相关领域专家进行专家咨询，初步确定失能老年人长期照护服务的基本内容。第三，对养老机构的护理员进行现场问卷调查，从而明确不同失能程度老年人照护服务的内容、频次和所需时间等。

最后，借助当量法来对不同失能程度老年人的长期照护服务内容进行标准化，为后续测算长期照护服务体系的服务成本和筹资水平提供参考依据。

（二）数据来源

1. 利用 CHARLS 数据进行老年人失能现状及规律研究

CHARLS 是北京大学国家发展研究院中国经济研究中心主持的项目，旨在收集 45 岁及以上的中国居民家庭和个人的高质量微观数据，用以分析我国人口老龄化的问题，推动我国老龄化问题的跨学科研究工作，同时也是全球通行的老龄健康调查（如美国、英国、欧洲 19 国、韩国、日本、印度的老龄健康调查）的一部分。

该数据调查采用多阶段抽样方式，首先按除西藏外的县域地区排序，并在地区内按照城市农村排序，然后再按人均 GDP 排序并进行抽样，得到县级抽样的结果。之后的行政村或居委会抽样中采用了概率比例规模抽样方法，在每个县级单位中随机选择 3 个村级单位（农村地区的村庄和城市地区的社区）作为基本抽样单元，在每个抽样单元内，CHARLS 根据绘图表中完整的居住情况随机选出 80户，并从中选出 24 户作为目标调查对象。在每一个家庭中，随机选择一个 45 岁或以上的人作为主受访者，其配偶也将是受访者。因此，基于此抽样方法，根据主受访者婚姻状况的不同，每个家庭中会有一到两个人接受调查。

该研究于 2011 年开展基线调查，覆盖了全国 28 个省的 150 个县/区的 450 个村/居委会，总体上代表了我国 45 岁及以上居家的中老年人群，其后每两年会对对象进行一次追踪调查。目前对学术界公开的数据包括 2011 年基线调查数据、2013 年和 2015 年追踪调查数据。

调查问卷由 8 个模块组成，包括家户登记表、基本信息、家庭、健康状况与功能、医疗保健与保险、工作退休与养老金、收入支出与资产、住房特征和访员观察。其中与本章研究相关的内容包括：老年人的人口学特征、自评健康问题、ADL、IADL、慢性病患病状况及精神抑郁指数等。

在 ADL 和 IADL 状况的询问中，CHARLS 均明确提问是否由于健康和记忆的原因而导致在这些活动中存在困难，且这些困难不会在三个月内解决，据此我们便可以认为受访者在这些日常活动中确实存在长期困难。若受访者表示在 ADL 和 IADL 中存在困难，CHARLS 详细询问了他们接受的帮助情况，包括照护服务的提供者、照护的时间及付费情况等，有助于我们了解失能老年人接受照护服务的情况。此外，CHARLS 还询问了受访者预期未来可能需要的照护服务相关情况，有助于我们对未来长期照护服务的需求情况进行预判。

作者之所以使用 CHARLS 数据库来分析中国老年人的失能规律，主要是考虑到如下原因：其一，CHARLS 数据的样本覆盖了全国绝大多数省级行政单位，且样本量大，在总体上代表了我国中老年人群。其二，CHARLS 数据库是全球通行的老龄调查的重要组成部分，与国际上老龄健康调查的设计方法、思路、框架相通，适用于全球各国间的比较研究。其三，CHARLS 数据自基线调查以来，已进行了两次追踪调查，形成了较为完整的面板数据，适用于测算老年人失能状态的变化过程及规律。其四，CHARLS 问卷采用的失能判定量表是国际通用的 ADL量表、IADL 量表、简易智力状态检查量表等，且详细询问了受访者与失能相关的原因、未来预期等内容，形成了全球通用且完整详细的失能判定思路和方法。

2011 年，CHARLS 的基线调查包含了 17 708 个样本数据。2013 年的追访数据由于失访了 2 522 个样本，因而新补充了 3 426 个样本，最终样本量为 18 612人。2015 年历经失访与补充等样本量变化后，最终的总样本量为 21 097 人。但是，2011 年、2013 年及 2015 年三年都被调查到的样本量仅有 13 565 人，具体见图 4-1。剔除 60 岁以下的受访者，以及去掉关键变量缺失的样本后，最终用于分析的老年人历年截面样本为 2011 年 7 453 人，2013 年 8 658 人，2015 年 9 910 人，而三年面板数据（含死亡状态）为 6 001 人，三年存活面板数据为 5 601 人。

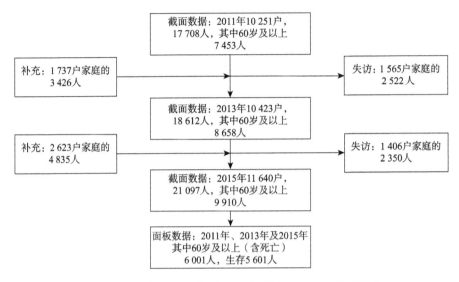

图 4-1　2011 年、2013 年及 2015 年历次 CHARLS 调查样本

2. 利用典型养老机构调查研究老年人失能程度与长期照护服务内容及所需资源的关联

本章研究主要关注的是未来在我国如何建立正式的长期照护服务体系，由于养老机构往往集中了各种失能程度的老年人，有助于高效率地收集各个失能程度老年人的信息，充分掌握其人口学特征、失能程度等相关内容。而且，养老机构提供的照护服务更加专业、完整、丰富、全面，有益于我们探索失能老年人所需的照护内容和照护资源，从而明确老年人的失能程度与其所需的照护服务的内在关联。典型机构的调查与全国性的 CHARLS 数据相互补充，点面结合，使得本章研究有着更加坚实的数据支撑。

调查问卷的设计主要包括两部分内容：一是护理员的一般资料，二是根据 ADL 和 IADL 特征将老年人失能状态划分为不同的等级，并调查各个等级所需的照护服务项目、内容、频次、时间及护理人员等。

（三）研究方法

1. 文献分析

本章研究采用追溯法系统进行文献检索，系统查阅的文献范围包括：老年人失能现状及变化规律、老年人长期护理需要、长期照护服务体系构建、国外长期护理保险制度设计等相关内容。

主要运用文献回顾的方法，以 "disability"、"long-term care"、"the elderly" 以及 "失能"、"长期照护"、"老年人" 等为关键词，检索 PubMed、

Web of Science、中国期刊全文数据库（CNKI）、万方数据库等国内外文献数据库以及 WHO、国家卫生健康发展委员会等相关网站上的相关研究报告，明确与老年人失能相关的概念与内涵，老年人失能程度变化规律，长期照护服务对象的纳入标准、评估方法、服务等级以及长期照护服务的标准和影响因素等关键信息。

2. 失能程度及规律分析方法

1）失能程度评判方法

基于前期的文献梳理，我们发现判定老年人失能程度的方法与标准主要集中在老年人最基本的日常生活自理能力 ADL，且 Katz、Lawton、Brody 等多位学者对老年人日常生活自理能力的测定进行了系统深入的研究并制定了一系列可操作性的量表，其可信度都得到了验证。在后期，又有学者提出了 IADL 用于评价失能程度较轻的老年人，其发生的顺序早于 ADL 失能，能比 ADL 更敏感地识别轻度失能老年人。

由此，本章研究借助 ADL 量表和 IADL 量表测算老年人的失能状况，并利用 CHARLS 三次调查的横截面数据及面板数据进行横向和纵向分析，找出中国老年人的各个项目的失能率及其构成比，并结合 ADL 和 IADL 之间的规律特征，分别就二者的各个项目特征再进一步地详细划分，从而对老年人失能程度进行分级。

2）生存分析

本章研究将事件（即规定的生存研究的终点）确定为首次出现 1 项 ADL 失能，生存时间是从基线 2011 年起到事件发生的年龄。

本章研究分析 CHARLS 数据库中基线年龄在 60 岁以上且三年都存活的 5 601 个个体，采用 Kaplan-Meier 法估计生存函数，在不考虑其他混杂因素的情况下，对其生存函数进行组间比较，选择累积分布函数，并绘制曲线，从而直观地展示随年龄变化的各项 ADL 失能的变化顺序、概率、趋势等规律。

3. 专家咨询法

通过文献研究法和数据分析（包括横截面描述性分析、生存分析等）着重论证了老年人失能程度及其发展变化规律，在此基础上，为了进一步探讨为不同失能程度老年人提供照护服务的标准，本章研究通过专家咨询法筛选确定了正式照护者应该提供的长期照护服务的基本内容。

首先，通过 3 轮专家咨询法确定失能老年人长期照护服务的内容，并通过专家座谈法，对不同失能状态需要服务的内容及提供方式的差异进行了探讨。该研究在进行专家咨询时，格外注重专家的知识结构和年龄结构的合理分布，确保专家的选择科学可靠。纳入专家库的 16 名专家的判断系数自评结果为 92.50%，熟悉程度为 88.75%，专家权威系数为 90.63%，可见专家的权威程度较高，完全可以满足本章研究的需要，研究的成果具有较高的可靠性。

4. 现场调查

基于数据分析发现的失能程度及规律，以及专家咨询确定的失能老年人长期照护服务内容，将老年人失能最终确定为五种程度状态，并以此调查不同状态长期照护服务内容及方式的差异。

本章研究选择了 W 市 1 所公立养老院和 2 所民营单位（1 所护理院和 1 所养老院）作为调查现场，请至少有 1 年以上的长期护理服务工作经验的护理员结合本章研究设定的五种失能状态填写所需的照护服务项目、内容、时间、频次、护理人员类型等。现场共发放问卷 132 份，收回有效问卷 106 份，有效回收率为 80.30%。

5. 测算标准工作当量

照护服务的供给涉及劳动力资源等方面，而在有限资源的情况下，合理依据照护服务时间对照护服务进行公共政策的引导具有十分重要的意义。长期照护服务是一项需要多种能力的劳动力密集型的服务，要对照护服务的供给进行衡量和科学计价，照护服务时间是一个很好的标准。把长期照护服务转化为统一的照护时间，更加有利于长期照护服务的资金筹集，以及对不同照护机构的补贴，推动我国长期照护服务的多元化发展。世界上一些国家和地区的长期照护保险制度实践中也依据照护时间的长短安排合适的照护服务人员（陈策，2014）。长期照护服务时间是护理员为失能老年人提供服务过程中所耗费的时间长度。在长期照护服务中，如何衡量不同护理员因服务项目组合不同所致的工作量大小差异，已成为解决长期照护服务标准化运行的关键问题。例如，2 名护理员在 4 月份为老年人提供了 30 天的服务，护理员 A 照护的老年人失能等级比较高，个人身体状况比较差，照护这位失能老年人往往需要花费更多时间和精力，护理员 B 照护的一位老年人失能较轻，情况较好，同样的服务项目很轻松就能完成。这 2 位护理员谁的工作量更大，如何进行定量的评价，这需要采用一种"统一的工作量"进行转换，以直观地衡量不同岗位、不同人员所需要花费的标准化时间。

为此，鉴于不同失能程度的长期照护服务内容和模式存在差异，为了给长期照护服务费用测算及筹资水平测算提供依据，本章研究采用标准工作当量将不同失能程度的照护服务所花费的时间进行标准化。具体操作包括：

第一，确定标准当量值。在失能老年人长期照护服务项目中，"面部清洁"是很常见且得到普遍认可的服务项目（陈虾等，2015），而且其单位服务数量所占的比例也较高。因此本章研究以该项目的服务时间为 1 个标准当量值，即 1 个护理员为 1 名卧床老年人提供面部清洁服务所需的时间为 1 个标准当量。

第二，测算所有服务项目的相对当量。以 1 个标准服务当量为参照，将每个服务项目所花费的平均时间与标准当量值所对应的时间进行比较，确定每个项目的相对当量。

第三，测算单位时间内各服务项目的相对当量。将单位时间内（如以月为单位）的各服务项目对应的服务平均频次和单次服务的相对当量求乘积，即可得到服务各项目的相对当量。

第四，测算某失能等级个体在单位时间内所需服务的总当量。将某失能等级个体在单位时间内（如以月为单位）的所有服务项目的相对当量和项目发生概率求乘积，即可得到该个体在单位时间内的总服务当量。

第三节　关于老年人失能规律的研究发现

为了了解失能老年人失能项目的发生顺序，本章研究首先利用 CHARLS 2011 年、2013 年和 2015 年的横截面数据，描述我国老年人各个失能项目的发生率以及失能项目数的构成比；其次分析三次调查中失能老年人最先出现的失能项目构成比；最后利用面板数据进行纵向分析，验证横向分析里的失能顺序是否成立，从而找出我国老年人出现障碍的一般顺序。

一、截面数据分析

（一）失能率描述

2011 年、2013 年和 2015 年我国老年人各项目的失能人数及百分比如表 4-1 所示，其中，2011 年失能率最高的项目是管钱，2013 年是打电话，而 2015 年则是上厕所。IADL 项目的失能率总体较高，大多在 10% 以上，而 ADL 项目的失能率较低，多低于 10%。另外，总体而言，各个失能项目在三个年份所占的百分比相差不大，说明 2011 年、2013 年和 2015 年我国老年人失能项目的分布规律总体一致。

表 4-1　2011 年、2013 年和 2015 年各个失能项目的描述性分析

失能项目		2011 年失能	2013 年失能	2015 年失能
IADL	打电话*	—	1 748 （20.19%）	1 875 （18.92%）
	用药	769 （10.32%）	617 （7.13%）	720 （7.27%）
	管钱	1 378 （18.49%）	1 246 （14.39%）	1 440 （14.53%）
	购物	1 119 （15.01%）	1 153 （13.32%）	1 329 （13.41%）
	做家务	1 175 （15.77%）	1 407 （16.25%）	1 872 （18.89%）
	做饭	1 136 （15.24%）	1 248 （14.41%）	1 469 （14.82%）
ADL	上厕所	1 340 （17.98%）	1 453 （16.78%）	1 902 （19.19%）

续表

失能项目		2011 年失能	2013 年失能	2015 年失能
ADL	洗澡	833 （11.18%）	901 （10.41%）	1 177 （11.88%）
	穿衣服	623 （8.36%）	683 （7.89%）	900 （9.08%）
	上下床	686 （9.20%）	725 （8.37%）	1 041 （10.50%）
	控制大小便	522 （7.00%）	535 （6.18%）	677 （6.83%）
	吃饭	396 （5.31%）	329 （3.80%）	405 （4.09%）

*表示 2011 年 CHARLS 问卷中 IADL 没有关于打电话的问题

（二）失能项目数构成比描述

上述研究掌握了我国老年人各个项目的失能人数及其频率，接着本章研究进一步描述了 2011 年、2013 年和 2015 年我国老年人失能项目数的构成比，如图 4-2 所示。总体而言，对于 IADL 和 ADL，0 项失能（即活动能力完好）的老年人占比最大，在三个年份均达到 60%以上，且失能人数随着失能项目的增多而减少。在三个年份里，IADL 的失能项目数均多于 ADL，说明 IADL 失能比 ADL 严重。

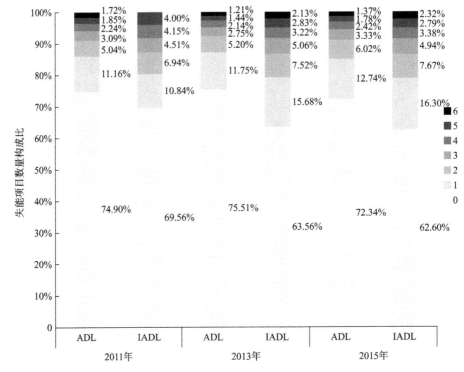

图 4-2 2011 年、2013 年和 2015 年老年人失能项目数统计图

（三）失能规律的初步推断

本章研究分析了 2011 年、2013 年和 2015 年三次调查的横截面数据中，仅存在一个项目失能的老年人人数，并据此得到不同失能项目的构成比，统计结果见图 4-3。其中，"上厕所"存在障碍的构成比最高，在三次调查中分别占比 52.88%、53.10%和52.85%，比例均超过了50%，基本可以确定当老年人开始出现失能的时候，很大可能首先是"上厕所"存在困难。但是第二序位的失能项目有待深入分析，从截面数据来看，"洗澡""控制大小便"均有可能。在 2013 年和 2015 年"洗澡"比例位居第二，"控制大小便"虽然在 2011 年居第二位，且比"洗澡"障碍构成比略高，但三年构成比呈现的序位有些变化。因此，第二序位既有可能是"控制大小便"也可能是"洗澡"或"上下床"。

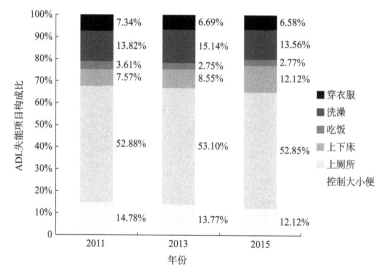

图 4-3 2011 年、2013 年和 2015 年中仅有一项 ADL 失能的老年人构成比

二、面板数据分析

（一）面板数据失能规律描述

为了进一步验证上述结论，本章研究采用面板数据来分析失能出现的顺序。以 2011 年和 2013 年追踪对象为例，2011 年身体机能无障碍而 2013 年出现一项障碍的老年人的失能内容如表 4-2 所示。"上厕所"是构成比最高的项目，达到 52.89%。以此类推，2013 年身体机能无障碍而 2015 年出现一项失能的老年人中，"上厕所"障碍的构成比仍然最高，占比为 52.12%。从而证实了老年人最早

出现的功能障碍是"上厕所"。

表 4-2　从"健康"状态变为"仅有一项障碍"的老年人数及构成比

项目	2013 年		2015 年	
	人数/人	构成比	人数/人	构成比
穿衣服	22	6.36%	29	8.79%
洗澡	41	11.85%	32	9.69%
吃饭	13	3.76%	9	2.73%
上下床	29	8.38%	45	13.64%
上厕所	183	52.89%	172	52.12%
控制大小便	58	16.76%	43	13.03%
总计	346	100.00%	330	100.00%

依据同样的思路来分析验证第二个发生障碍的失能项目。在 2011 年筛选出仅"上厕所"一项有障碍的老年人 379 人，其中在 2013 年时出现两项障碍且其中一项仍为上厕所，另一项失能分别为"上下床"、"洗澡"或"控制大小便"的老年人失能率，如表 4-3 所示。分别计算与老年人"上厕所"失能同时发生的项目构成比，发现伴随"上厕所"失能发生的"上下床"障碍构成比最大，其次是"洗澡"障碍。同理，当 2013 年仅有"上厕所"障碍的老年人到 2015 年出现两项障碍且其中一项仍为"上厕所"障碍时，也显示伴随"上厕所"障碍出现的是"上下床"或"洗澡"障碍。以此类推，本章研究将每项失能项目与下一项失能项目的可能性一一分析出来，此处不再一一罗列。

表 4-3　从"上厕所"转移到"上厕所和其他一项"障碍的老年人数及构成比

项目	2013 年		2015 年	
	人数/人	构成比	人数/人	构成比
上厕所+洗澡	6	23.08%	10	23.26%
上厕所+上下床	14	53.85%	19	44.18%
上厕所+控制大小便	4	15.38%	9	20.93%
其他	2	7.69%	5	11.63%
总计	26	100.00%	43	100.00%

（二）生存分析

为了再次验证上述老年人失能项目发生的顺序，本章研究利用面板数据绘制生存曲线，得到了各项 ADL 失能随年龄的变化顺序，如图 4-4 所示。六条曲线很好地显示了每一项失能初次出现的年龄分布情况，随着年龄的增加，最先出现障碍的是上厕所，最晚出现的是吃饭障碍。根据各项功能障碍出现的概率、顺序、趋势，本章研究最终确认我国失能发生的顺序依次如下：上厕所、洗澡、上下床、穿衣服、控制大小便、吃饭。

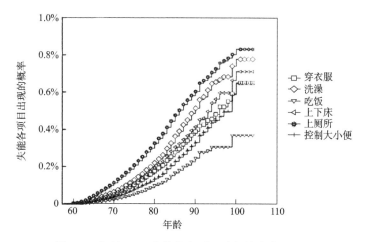

图 4-4　出现 ADL 失能的各项目随年龄变化的情况

运用同样的方法，本章研究也分析发现我国老年人 IADL 的发生顺序具有一定规律，通常首先发生的是打电话、用药或管钱的障碍，较晚发生的是购物、做家务、洗衣等障碍。而且整体而言，IADL 的发生较 ADL 的发生略早。因方法一致，此处不再一一详述。

三、依据老年人失能规律的程度分级

结合第二章的理论研究以及上述数据分析结果，我们可以明确老年人失能程度的变化和进展存在一定的规律。这种规律不仅体现在 IADL 和 ADL 两种日常活动能力的先后顺序，还体现在 IADL 和 ADL 内部的 6 个项目之间的发生顺序。因此，我们借鉴前人研究的经验教训，立足于数据分析得出的失能规律，并充分考虑专家咨询对失能总体变化趋势和个体变化差异性的意见进行适当调整，最终将失能程度由轻到重划分为 5 个失能等级，具体如表 4-4 所示。

表 4-4　老年人失能程度的等级划分

失能程度	描述	内涵
一级失能	IADL 中打电话、用药、管钱中任何一项存在障碍	认知性 IADL 障碍
二级失能	一级基础上，购物、做家务、洗衣、做饭、乘坐交通工具任何一项出现障碍	功能性 IADL 障碍
三级失能	二级基础上，上厕所、洗澡任何一项出现障碍	轻度 ADL 障碍

续表

失能程度	描述	内涵
四级失能	三级基础上，穿衣服、上下床任何一项出现障碍	中度 ADL 障碍
五级失能	四级基础上，控制大小便、吃饭任何一项出现障碍	重度 ADL 障碍

一级失能和二级失能分别属于认知性 IADL 障碍、功能性 IADL 障碍，而三到五级失能则依次是轻度 ADL 障碍、中度 ADL 障碍、重度 ADL 障碍。实质上，5个等级的失能障碍是一种包含关系，即高等级失能的老年人往往包含了低等级失能老年人的失能项目，如二级失能老年人不仅包含了功能性 IADL 障碍，还包括一级失能的认知性 IADL 障碍，再如三级、四级、五级失能均包含了 IADL 障碍，其原因在于上面所述的老年人失能项目的发生顺序。

值得说明的是，本章划分方式仅描述了老年人失能的整体发展规律，如因个体差异并未出现逐步递进发展的规律，本章研究按照"从重判定"原则将其归类，即假设某老年人并未出现除吃饭之外的其他任何失能项目，但因为吃饭障碍属于五级失能，所以此人的失能等级被评判为五级失能。

本章研究将老年人失能划分为上述 5 个等级主要基于以下考虑：一是方便表述，简化过程。划分失能等级的过程体现了关键特征分类思想，将 12 项日常活动项目基于发生顺序划分为 5 个等级，使 5 个等级内部差异小、外部差异大，间接体现出老年人失能的严重程度，很大程度上方便了后续的研究。二是便于对老年人失能状况进行有序化排列，即量化表达老年人失能的严重状况，简洁明了地反映老年人失能状态的严重程度，方便我们进行个体或群体间的比较研究。三是有助于测算各个失能状态老年人所需的服务当量，分别测算各个等级包含的项目及服务内容的月均服务当量，并求和得到各个等级所需的月均服务当量值，进而配置有限的人力资源及设计长期照护服务体系的筹资体系。四是便于我们针对性地对每个失能等级老年人提供照护服务和采取应对措施，每个等级老年人的失能项目不一致，所需的照护服务当量也不一致，由于照护资源总体是十分有限的，因而根据各失能等级的特点分配照护资源是十分有意义的。

根据上述分级方式，本章研究进一步分析了 2011 年、2013 年和 2015 年老年人失能等级的构成情况，如图 4-5 所示。总体上，三次调查均呈现出失能等级越高，失能老年人人数越少的趋势，即失能等级越高，失能老年人人数占比越低。一级失能老年人最多，构成比均大于 55%；其次是二级失能老年人，占比在 20% 左右；值得注意的是，四级失能和五级失能老年人的构成比相差不大，两者均在2% 左右。可见，绝大多数失能老年人是认知性 IADL 障碍，其次是功能性 IADL 障碍，只有少数老年人存在 ADL 障碍。

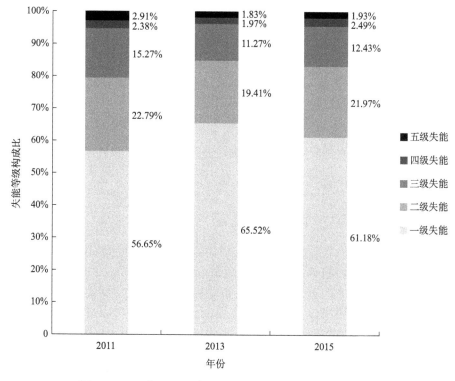

图 4-5　2011 年、2013 年和 2015 年老年人失能等级构成图

需要强调的是，由于 2011 年基线调查是根据概率比例规模抽样的，所以各等级失能老年人样本因抽样的原因并没有呈现出典型的金字塔形特征。但是伴随样本主体的追踪调查，失能程度不断加重，2013 年和 2015 年逐渐显现出五级金字塔特征，说明本章研究对老年人失能的五级划分是合理的。

第四节　失能规律对应的长期照护服务量研究

一、失能程度与长期照护服务内容及数量的对应关系

在数据分析得出的失能等级和专家咨询确定的服务内容基础上，本章研究利用现场调查来测量不同失能程度老年人的照护服务的内容、频次、时间等相关信息，并将服务内容和频次所对应的时间进行当量标化，从而确定每个失能等级每月服务的平均当量。

首先我们明确相关概念的内涵：①本章研究以 1 个护理员为 1 名卧床老年人

提供面部清洁所需时间的调查结果 6.75 分钟设为 1 个标准当量，其他项目的当量值根据服务时间的比较来确定。②服务概率为需要该项服务的老年人人数与该等级失能老年人人数的比值，反映了该等级失能老年人对某项照护服务的需求情况。③平均服务时间即该项照护服务所需的平均时间，单位是分钟。④由于各项服务的长期照护服务频次的单位不同，为了便于计算和比较，我们将其单位统一为月，即以每年 12 个月，每个月 4 周、30 天估算各项服务的月均当量值。据此，每个失能等级的月均服务当量值 $=\sum_1^n$ 相对当量 ×频次/月×服务概率，其中 n 为各等级的照护服务内容数。

（一）一级失能长期照护服务当量测算

一级失能长期照护服务的服务内容、时间、频次及当量值如表 4-5 所示。一级失能老年人各个项目服务内容中药物喂服的发生概率最高（81.82%），其次是皮肤外用药涂擦（78.79%）、用药提醒和协助打电话（均为 66.67%）。但对管钱项目的需要少，发生概率仅为 6.06%。一级失能的各项服务项目中，代理生活缴费需要花费的时间最长，为 30 分钟，其次是代打电话，最短的是用药提醒。

表 4-5 一级失能长期照护服务的服务内容、时间、频次及当量值

服务项目	服务内容	服务概率	平均服务时间/分钟	频次	相对当量	月均当量值
打电话	协助打电话	66.67%	5.16	2.15/周	0.76	4.36
	代打电话	36.36%	6.56	1.81/周	0.97	2.55
管钱	代理生活缴费	6.06%	30.00	1.00/月	4.44	0.27
用药	药物喂服	81.82%	3.57	2.81/天	0.53	36.56
	药物采购及保管	13.64%	4.75	3.56/周	0.70	1.36
	皮肤外用药涂擦	78.79%	4.55	2.58/天	0.67	40.86
	用药提醒	66.67%	2.30	2.70/天	0.34	18.36
合计	—	—	—	—	—	104.32

经当量换算后，月均服务当量为 104.32，各项服务内容中月平均当量最高的为皮肤外用药涂擦，其次是药物喂服，最低的为代理生活缴费，说明一级失能老年人所需的最主要照护服务为皮肤外用药涂擦及药物喂服，即用药项目的服务需求较大。

（二）二级失能长期照护服务当量测算

二级失能长期照护服务的服务内容、时间、频次及当量值如表 4-6 所示。二级失能老年人对洗衣服和做家务 2 个项目的需要最多，且其各项服务内容发生概率均

高于75%；其次是用药，除了药物采购及保管，其余发生概率均高于70%；备餐中送餐的重要性高达 90.32%，为二级失能老年人备餐服务中发生概率最高的服务项目；管钱的项目发生概率最低。二级失能的各项服务项目中，协助处理银行业务需要花费的时间最长，为62.50 分钟，其次是提供接送服务，最短的是用药提醒。

表 4-6　二级失能长期照护服务的服务内容、时间、频次及当量值

服务项目	服务内容	服务概率	平均服务时间/分钟	频次	相对当量	月均当量值
打电话	协助打电话	66.13%	5.20	2.63/周	0.77	5.36
	代打电话	25.81%	4.64	2.13/周	0.69	1.52
管钱	代理生活缴费	9.68%	21.67	1.17/月	3.21	0.36
	协助处理银行业务	3.23%	62.50	8.00/年	9.26	0.20
用药	药物喂服	87.10%	3.50	2.91/天	0.52	39.54
	药物采购及保管	9.68%	16.75	2.33/周	2.48	2.24
	皮肤外用药涂擦	77.42%	5.72	2.69/天	0.85	53.11
	用药提醒	70.97%	2.35	2.84/天	0.35	21.16
洗衣服	清洗衣服	82.26%	20.17	4.51/周	2.99	44.37
	晾晒衣服	77.42%	7.39	4.46/周	1.09	15.05
做家务	整理个人物品（床铺、衣物等）	88.71%	10.30	2.49/天	1.53	101.39
	清洗床单被罩	82.26%	18.97	1.89/周	2.81	17.47
	更换床单被罩	83.87%	10.18	1.63/周	1.51	8.26
	房屋清洁	93.55%	14.57	6.97/周	2.16	56.34
备餐	做饭	12.90%	15.83	2.63/天	2.35	23.92
	送餐	90.32%	9.40	3.16/天	1.39	119.02
乘坐交通工具	协助乘坐交通工具	4.84%	3.67	1.33/月	0.54	0.03
	提供接送服务	16.13%	25.71	2.70/月	3.81	1.66
购物	外出陪伴购物	6.45%	8.33	1.25/月	1.23	0.10
	帮助购物	37.10%	17.20	1.35/周	2.55	5.11
合计	—	—	—	—	—	516.21

经当量换算后，月均服务当量为 516.21，各项服务内容中月平均当量最高的为送餐，其次是整理个人物品（床铺、衣物等），最低的为协助乘坐交通工具，说明二级失能老年人所需的最主要照护服务为送餐及整理个人物品（床铺、衣物等）。

（三）三级失能长期照护服务当量测算

三级失能长期照护服务的服务内容、时间、频次及当量值如表 4-7 所示。在针对ADL的日常活动照护中，梳洗和上厕所需要项目最多，其各项服务内容发生概率均高于70%，其次是洗澡。与上面规律相同的是，功能性日常活动照护发生

概率中最高的前三位是整理个人物品（床铺、衣物等）（90.48%）、送餐（88.89%）和更换床单被罩（88.89%），而管钱的项目发生概率最低。三级失能的各项服务项目中，协助淋浴需要花费的时间最长，为 20.95 分钟，其次是提供接送服务，最短的是用药提醒。

表 4-7　三级失能长期照护服务的服务内容、时间、频次及当量值

服务项目	服务内容	服务概率	平均服务时间/分钟	频次	相对当量	月均当量值
打电话	协助打电话	60.32%	4.29	2.56/周	0.64	3.95
	代打电话	41.27%	4.57	1.90/周	0.68	2.13
管钱	代理生活缴费	9.52%	13.33	1.00/月	1.97	0.19
	协助处理银行业务	4.76%	5.00	5.00/年	0.74	0.01
用药	药物喂服	85.71%	3.48	2.56/天	0.52	34.23
	药物采购及保管	11.11%	7.14	1.86/周	1.06	0.88
	皮肤外用药涂擦	76.19%	5.21	3.38/天	0.77	59.49
	用药提醒	61.90%	2.84	2.69/天	0.42	20.98
洗衣服	清洗衣服	82.54%	15.83	4.67/周	2.35	36.23
	晾晒衣服	71.43%	8.44	4.07/周	1.25	14.54
做家务	整理个人物品（床铺、衣物等）	90.48%	10.79	2.07/天	1.60	89.90
	清洗床单被罩	85.71%	16.03	3.20/周	2.37	26.00
	更换床单被罩	88.89%	11.02	1.54/周	1.63	8.93
	房屋清洁	84.13%	16.07	7.36/周	2.38	58.95
备餐	做饭	4.76%	10.00	1.67/天	1.48	3.53
	送餐	88.89%	7.42	2.79/天	1.10	81.84
乘坐交通工具	协助乘坐交通工具	9.52%	4.20	2.83/月	0.62	0.17
	提供接送服务	11.11%	18.00	3.29/月	2.67	0.98
购物	外出陪伴购物	4.76%	5.67	1.00/月	0.84	0.04
	帮助购物	30.16%	12.93	1.74/周	1.92	4.03
梳洗	面部清洁	93.65%	5.7	2.29/天	0.84	54.04
	头部梳理	93.65%	3.98	1.81/天	0.59	30.00
	刷牙	90.48%	5.24	1.77/天	0.78	37.48
	漱口	88.89%	4.14	2.11/天	0.61	34.32
	使用棉棒清洁口腔	76.19%	4.78	1.92/天	0.71	31.16
	手部清洁	93.65%	4.59	2.20/天	0.68	42.03
	足部清洁	84.13%	6.28	1.58/天	0.93	37.09
	指/趾甲修剪	79.37%	9.54	2.90/月	1.41	3.25

续表

服务项目	服务内容	服务概率	平均服务时间/分钟	频次	相对当量	月均当量值
梳洗	洗发	76.19%	12.11	1.67/周	1.79	9.11
	剃胡须（男性）	71.43%	7.46	1.65/周	1.11	5.23
上厕所	上厕所协助大便	88.89%	12.28	1.46/天	1.82	70.86
	上厕所协助小便	87.30%	5.36	4.93/天	0.79	101.00
	床上使用便器或尿壶	77.78%	6.21	4.39/天	0.92	94.24
	排泄物清理（倾倒大小便、呕吐物）	71.43%	6.06	15.27/周	0.90	39.27
	清洗便盆或尿壶	80.95%	6.79	10.31/周	1.01	33.72
洗澡	温水擦浴	79.37%	16.21	1.80/天	2.40	102.86
	协助盆浴	38.10%	14.23	3.87/周	2.11	12.44
	协助淋浴	84.13%	20.95	2.94/周	3.10	30.67
合计	—	—	—	—	—	1 215.77

经当量换算后，月均服务当量为 1 215.77，各项服务内容中月平均当量最高的为温水擦浴，其次是上厕所协助小便，最低的为协助处理银行业务，说明三级失能老年人所需的最主要照护服务为温水擦浴和上厕所协助小便。

（四）四级失能长期照护服务当量测算

四级失能长期照护服务的服务内容、时间、频次及当量值如表 4-8 所示。增加的项目中，协助移动发生概率最高的是协助拍背、咳痰（86.89%），其次是协助翻身、压疮预防（85.25%），协助穿衣服的 3 个服务项目发生概率均大于80%。四级失能的各项服务项目中，清洗衣服需要花费的时间最长，为 22.97 分钟，其次是协助淋浴，最短的是用药提醒和药物采购及保管。

表 4-8　四级失能长期照护服务的服务内容、时间、频次及当量值

服务项目	服务内容	服务概率	平均服务时间/分钟	频次	相对当量	月均当量值
打电话	协助打电话	60.66%	6.23	2.51/周	0.92	5.60
	代打电话	31.15%	8.53	2.11/周	1.26	3.31
管钱	代理生活缴费	6.56%	5.00	1.00/月	0.74	0.05
	协助处理银行业务	1.64%	10.00	1.00/年	1.48	0.00
用药	药物喂服	81.97%	6.08	2.78/天	0.90	61.53
	药物采购及保管	14.75%	3.00	4.00/周	0.44	1.04
	皮肤外用药涂擦	72.13%	7.37	2.75/天	1.09	64.86

续表

服务项目	服务内容	服务概率	平均服务时间/分钟	频次	相对当量	月均当量值
用药	用药提醒	72.13%	3.00	2.82/天	0.44	26.85
洗衣服	清洗衣服	80.33%	22.97	6.33/周	3.40	69.15
	晾晒衣服	80.33%	9.10	6.35/周	1.35	27.55
做家务	整理个人物品（床铺、衣物等）	86.89%	13.07	2.11/天	1.94	106.70
	清洗床单被罩	86.89%	20.11	4.47/周	2.98	46.30
	更换床单被罩	90.16%	11.65	3.45/周	1.73	21.52
	房屋清洁	85.25%	15.74	7.13/周	2.33	56.65
备餐	做饭	4.92%	5.00	2.33/天	0.74	2.54
	送餐	83.61%	12.00	2.92/天	1.78	130.37
乘坐交通工具	协助乘坐交通工具	8.20%	3.67	2.40/月	0.54	0.11
	提供接送服务	9.84%	6.00	2.83/月	0.89	0.25
购物	外出陪伴购物	6.56%	4.75	1.00/月	0.70	0.05
	帮助购物	27.87%	12.20	1.94/周	1.81	3.91
梳洗	面部清洁	85.25%	5.83	2.23/天	0.86	48.05
	头部梳理	83.61%	3.89	1.86/天	0.58	27.06
	刷牙	78.69%	6.06	1.77/天	0.90	37.61
	漱口	73.77%	4.82	2.09/天	0.71	32.84
	使用棉棒清洁口腔	73.77%	5.68	2.04/天	0.84	37.92
	手部清洁	96.72%	5.07	2.19/天	0.75	47.66
	足部清洁	91.80%	7.91	1.52/天	1.17	48.98
	指/趾甲修剪	86.89%	9.20	3.42/月	1.36	4.04
	洗发	85.25%	11.34	2.01/周	1.68	11.51
	剃胡须（男性）	77.05%	8.97	2.00/周	1.33	8.20
上厕所	上厕所协助大便	83.61%	14.45	2.98/天	2.14	159.96
	上厕所协助小便	78.69%	6.89	4.63/天	1.02	111.78
	床上使用便器或尿壶	77.05%	7.03	4.75/天	1.04	114.19
	排泄物清理（倾倒大小便、呕吐物）	67.21%	8.36	13.66/周	1.24	45.54
	清洗便盆或尿壶	70.49%	6.09	8.95/周	0.90	22.71
洗澡	温水擦浴	80.33%	16.21	1.62/天	2.40	93.70
	协助盆浴	37.70%	18.42	3.41/周	2.73	14.04
	协助淋浴	83.61%	21.03	2.94/周	3.12	30.68
协助移动	室外搀扶助行	59.02%	12.56	9.86/周	1.86	43.30

续表

服务项目	服务内容	服务概率	平均服务时间/分钟	频次	相对当量	月均当量值
协助移动	室外协助使用轮椅等器具助行	72.13%	10.19	6.43/周	1.51	28.01
	协助爬楼梯	24.59%	5.90	7.60/周	0.87	6.50
	室内搀扶助行	55.74%	9.63	9.09/周	1.43	28.98
	室内协助使用轮椅等器具助行	63.93%	16.07	3.31/天	2.38	151.09
	安全意外预防（预防跌倒、烫伤和走失等）	54.10%	4.75	3.15/天	0.70	35.79
	协助翻身、压疮预防	85.25%	7.83	7.31/天	1.16	216.87
	协助拍背、咳痰	86.89%	7.25	12.15/周	1.07	45.18
	协助床椅移动（上下床、就坐、起身等）	81.97%	8.59	12.64/周	1.27	52.63
协助穿衣服	协助更衣	93.44%	8.14	2.30/天	1.21	78.01
	协助穿/脱袜子	85.25%	4.23	2.10/天	0.63	33.84
	协助穿鞋	81.97%	3.15	2.34/天	0.47	27.05
合计	—	—	—	—	—	2 272.06

经当量换算后，月均服务当量为 2 272.06，各项服务内容中月平均当量最高的为协助翻身、压疮预防，其次是上厕所协助大便，最低的为协助处理银行业务，说明四级失能老年人所需的最主要照护服务为协助翻身、预防压疮和上厕所协助大便。

（五）五级失能长期照护服务当量测算

五级失能长期照护服务的服务内容、时间、频次及当量值如表 4-9 所示。增加的项目中，控制大小便发生概率中最高的是会阴护理（71.21%）、失禁护理（68.18%），吃饭中最高的是协助进食（83.33%）和进水（77.27%）。五级失能的各项服务项目中，提供接送服务需要花费的时间最长，为 23.33 分钟，最短的是用药提醒。

表 4-9　五级失能长期照护服务的服务内容、时间、频次及当量值

服务项目	服务内容	服务概率	平均服务时间/分钟	频次	相对当量	月均当量值
打电话	协助打电话	40.91%	8.24	2.60/周	1.22	5.19
	代打电话	51.52%	3.40	2.35/周	0.50	2.42
管钱	代理生活缴费	7.58%	17.50	1.40/月	2.59	0.27
用药	药物喂服	93.94%	4.67	2.68/天	0.69	52.11

续表

服务项目	服务内容	服务概率	平均服务时间/分钟	频次	相对当量	月均当量值
用药	药物采购及保管	6.06%	21.67	2.50/周	3.21	1.95
	皮肤外用药涂擦	77.27%	8.17	3.12/天	1.21	87.51
	用药提醒	56.06%	3.11	2.68/天	0.46	20.73
洗衣服	清洗衣服	75.76%	15.83	5.00/周	2.35	35.61
	晾晒衣服	68.18%	8.88	5.13/周	1.32	18.47
做家务	整理个人物品（床铺、衣物等）	84.85%	9.93	2.39/天	1.47	89.43
	清洗床单被罩	77.27%	11.56	2.58/周	1.71	13.64
	更换床单被罩	86.36%	9.69	2.46/周	1.44	12.24
	房屋清洁	86.36%	11.27	7.07/周	1.67	40.79
备餐	做饭	7.58%	17.50	2.60/天	2.59	15.31
	送餐	62.12%	8.03	2.83/天	1.19	62.76
乘坐交通工具	协助乘坐交通工具	3.03%	5.00	2.00/月	0.74	0.04
	提供接送服务	7.58%	23.33	3.40/月	3.46	0.89
购物	外出陪伴购物	1.52%	5.00	1.00/月	0.74	0.01
	帮助购物	13.64%	12.50	1.78/周	1.85	1.80
梳洗	面部清洁	84.85%	5.79	2.13/天	0.86	46.63
	头部梳理	81.82%	4.67	1.80/天	0.69	30.49
	刷牙	72.73%	6.22	1.85/天	0.92	37.14
	漱口	77.27%	4.77	2.16/天	0.71	35.55
	使用棉棒清洁口腔	69.70%	6.97	1.63/天	1.03	35.11
	手部清洁	84.85%	5.47	2.25/天	0.81	46.39
	足部清洁	72.73%	8.06	1.73/天	1.19	44.92
	指/趾甲修剪	72.73%	9.97	3.06/月	1.48	3.29
	洗发	72.73%	11.86	1.96/周	1.76	10.04
	剃胡须（男性）	60.61%	7.17	2.50/周	1.06	6.42
上厕所	上厕所协助大便	66.67%	14.82	1.78/天	2.20	78.32
	上厕所协助小便	65.15%	6.29	4.42/天	0.93	80.34
	床上使用便器或尿壶	72.73%	7.58	3.98/天	1.12	97.26
	排泄物清理（倾倒大小便、呕吐物）	68.18%	8.51	11.71/周	1.26	40.24
	清洗便盆或尿壶	69.70%	7.67	7.50/周	1.14	23.84
洗澡	温水擦浴	74.24%	14.84	1.39/天	2.20	68.11

续表

服务项目	服务内容	服务概率	平均服务时间/分钟	频次	相对当量	月均当量值
洗澡	协助盆浴	30.30%	16.55	3.20/周	2.45	9.50
	协助淋浴	68.18%	21.33	2.60/周	3.16	22.41
移动	室外搀扶助行	40.19%	13.24	6.89/周	1.96	21.71
	室外协助使用轮椅等器具助行	51.52%	13.96	6.09/周	2.07	25.98
	协助爬楼梯	19.70%	8.57	6.00/周	1.27	6.00
	室内搀扶助行	39.39%	11.65	6.81/周	1.73	18.56
	室内协助使用轮椅等器具助行	45.45%	23.15	2.43/天	3.43	113.65
	安全意外预防（预防跌倒、烫伤和走失等）	30.30%	5.10	3.00/天	0.76	20.73
	协助翻身、压疮预防	80.30%	6.43	8.17/天	0.95	186.97
	协助拍背、咳痰	72.73%	7.07	14.04/周	1.05	42.89
	协助床椅移动（上下床、就坐、起身等）	60.61%	8.97	12.10/周	1.33	39.02
穿衣服	协助更衣	86.36%	8.93	1.90/天	1.32	64.98
	协助穿/脱袜子	80.30%	4.51	1.89/天	0.67	30.51
	协助穿鞋	74.24%	4.03	1.98/天	0.60	26.46
控制大小便	会阴护理	71.21%	8.50	1.91/天	1.26	51.41
	失禁护理	68.18%	10.49	3.67/天	1.55	116.35
	留置尿管护理	54.55%	6.04	3.09/天	0.89	45.01
	人工肛门便袋护理（包括便袋、局部皮肤护理等）	37.88%	12.16	2.50/天	1.80	51.14
吃饭	摆放食物和水	59.09%	4.41	2.87/天	0.65	33.07
	协助进食	83.33%	17.07	3.02/天	2.53	191.01
	协助进水	77.27%	5.43	4.78/天	0.80	88.64
合计	—	—	—	—	—	2 351.26

经当量换算后，月均服务当量为 2 351.26，各项服务内容中月平均当量最高的为协助进食，其次是协助翻身、压疮预防，最低的为外出陪伴购物，说明五级失能老年人所需的最主要照护服务为协助进食和协助翻身、预防压疮。

二、失能程度与长期照护服务关联的启示

老年人的失能规律与长期照护服务之间的关联是一般性与特殊性相统一的关系，即长期照护服务与失能程度之间的对应关系既有贯穿始终的一般规律，又有

各不同等级的特殊表现。总体来说，随着失能程度的加重，老年人表现出对照护服务的需求更迫切、时间更长、项目更多样的趋势，但不同等级对各个项目的需求情况又表现出多样化的特征。

（一）失能程度与长期照护服务量存在正向关系

本章研究分析了5个失能等级与月均服务当量值之间的关系，如图4-6所示。总体而言，老年人的失能等级与长期照护服务当量值是正向变动的关系，即老年人失能等级的提高，伴随着服务当量的增加。值得注意的是，从一级到四级失能，每增加一个等级引起的服务当量也大幅增加，但是四级失能与五级失能之间的变化量却很小。

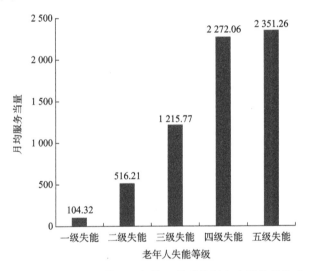

图 4-6 老年人失能等级与长期照护月均服务当量值的关系

产生这种变化趋势可能的原因如下：首先，随着失能等级的提高，对应于新增的失能项目，老年人所需的照护服务内容不断增加，如从最初 IADL 失能到 ADL 重度失能，涉及的照护服务内容从7个增加到56个。其次，除了照护内容和项目数的增加，每个项目的服务频次和每频次服务的时间都在延长，说明随着失能程度的加深，老年人照护服务的内容在横向扩展和纵向程度方面都在加剧。因此，不同等级失能照护服务当量的变化不是简单的线性发展关系。

失能老年人不断增加的照护服务需求，伴随的是对大量的照护人员、照护物质、照护时间等资源的需求，这些资源的消耗最终转化为照护服务的相关费用。

（二）基于失能程度的长期照护服务量测算是人力成本测算的基础

本章研究通过典型机构的调查，基于标准当量法，测算了各个失能等级老年人的长期照护服务月均当量值，从而反映了各个等级老年人所需的人力、物力、财力等照护资源，明确照护成本。只有掌握 5 个失能等级老年人的照护成本，才能科学合理地配置人力资源以及设计筹资模式，因此，5 个失能等级对应的长期照护服务月均当量值是我们测算人力配置以及设计筹资体系的重要前提。

值得注意的是，本章研究测算服务量时未区分服务提供者的来源及资质。考虑到实际服务提供时有相当部分的服务完全由非正式照护提供者完成或者由正式提供者和非正式提供者共同完成，而且提供者的能力不同服务效率也存在差异。所以本章研究的测算数据仅可视为是所有照护服务人力资源消耗的整体平均状态。

本章研究采用的是典型机构调查，其优势是能够高效地体现出比较全面、专业、系统的长期照护服务内容及服务数量，因此测算出来的数据较为全面和客观。但本章研究也存在一定的局限性，特别是住在养老机构的老年人具有一定特异性，导致失能照护服务的需要、照护时间的长度、照护频次等方面体现出来一定的偏差。例如，调查数据显示失能老年人对于涉及金钱、外出、食物制作方面的需求较少依赖他人，实则是因为住在养老机构的老年人不愿意轻易将涉及金钱方面的事务交付给他人，更愿意自己或者家人亲自处理，而且住在机构里的老年人外出较少，且由养老机构统一提供食物，因此没有充分显现这些方面的实际需求。因此，本章研究的数据仅能提供有限参考。

本 章 小 结

建立起符合失能老年人特点的长期照护分级服务标准，是建立健全我国制度化的长期照护服务体系的必要基础。在系统梳理国内外照护分级的方法和经验的基础上，本章研究首先基于 CHARLS 数据分析我国失能老年人的失能规律，并结合专家咨询意见，确定了老年人的 5 个失能等级。再结合典型机构调查的数据，对 5 个失能等级的照护内容、频次、时间等信息进行分析，认为老年人的失能程度与长期照护服务量不但存在正向关系，而且这种关系反映了各个等级老年人所需的人力、物力、财力等照护资源，为我们合理配置人力资源以及设计筹资模式奠定基础。

第五章　长期照护服务的费用与筹资

通过实证研究测算的服务当量反映的是失能老年人对照护服务的需求量，这种需求量间接体现的是照护资源的消耗，而人力、物力、财力等各种照护资源的消耗实际上可以用照护成本来体现。明确照护成本是合理测算筹资水平的前提，只有正确测算筹资水平，才能决定采取何种筹资模式和补偿方式。因此，基于失能等级对长期照护服务成本进行测算，进而明确长期照护服务的筹资模式、筹资水平与补偿方式，对于构建我国失能老年人的长期照护保障体系具有重要作用。

纵观世界各国的筹资模式，有的将老年人长期照护费用保障作为一项国民福利实行即财政兜底保障，有的在医疗保障框架下设立老年人长期照护保障项目，有的则单独建立起老年长期照护保险。多样化的筹资模式背后有着共同的目标，即保障所有失能老年人免于长期照护费用风险，享受体面而有尊严的照护服务（浙江省老年人长期照护保障制度研究课题组，2013）。只有建立完善的长期照护费用保障体系，长期照护需求才能有效刺激服务供给，促进长期照护服务向市场化、标准化、规模化发展，从而建立起正式的长期照护服务体系，为日益庞大的失能老年人群体提供充足、完善、规范的照护服务。

前文已通过数据分析和专家咨询等方式确定了老年人失能程度的等级，并基于此通过现场调查测量了不同失能等级老年人的长期照护服务标准化服务当量，接下来需要重点解决的问题是长期照护费用各组成部分的测算方式，照护费用的筹资渠道、筹资水平和补偿方式，为后面构建失能老年人长期照护服务的筹资和补偿体系提供支撑。

第一节　失能老年人长期照护服务成本测算

照护服务成本分为广义和狭义两个概念。从广义上来讲，照护服务成本是用于保证老年人日常生活需求，延续老年人正常生命的基本费用，基本等同于养老成本。狭义上，照护服务成本是用于照料在某些方面不能自理老年人的开销（吕劲草，2008）。Jones 等（1999）研究认为，长期照护服务成本包括直接成本、间接成本和无形成本。直接成本指的是家庭、社区、养老机构为照护老年人所付出的以人力为主的成本；间接成本指的是为实现长期照护服务所必需的机构设施、人力培训、设备技术研发等基础工程所带来的费用（杨团，2014）；无形成本也叫心理成本，包括被照料老年人和照料家属的情绪低落、精神痛苦等（Liu et al.，2000）。

关于长期照护服务成本的具体构成，不同的学者有不同的测算口径和测算结论。谭睿和卢婷（2015）认为老年人长期照护服务成本是指长期照护服务的提供者向不能自理的老年人提供康复、支持性服务所收取的相关费用，包括膳食费、床位费、医疗费、护理费等；顾大男和柳玉芝（2008）将长期照护服务成本界定为请保姆、家属误工、看护费、医生及护士上门服务等各项服务费用，并根据中国老年人口健康调查数据，测算出我国 65 岁及以上老年人口平均每人生命最后一年的照护直接成本大约为 2 000 元；蒋承等（2009）则利用多状态生命表方法测算我国老年人的照料成本，结果显示若按 2005 年的年龄别照料成本水平、死亡率、自理能力转移率计算，我国一个 65 岁男性老年人、女性老年人、城镇老年人和农村老年人在其余生中需用于支付照料的总成本大约分别为 7 900 元、8 400 元、11 600 元和 6 500 元。

鉴于长期照护服务是一种以人力资本投入为主体的劳动密集型服务，朱凤梅（2018）研究显示，人力成本在长期照护服务中占 30%~50%，因此，本章研究将长期照护服务成本分为人力成本和其他成本（包括消耗性资源的成本和管理成本）来分别进行阐述。

一、失能老年人长期照护服务的人力成本

第四章我们将失能老年人服务需求转化为照护时间以更好地核算照护人员的工作量，简化失能老年人长期照护服务成本的测算。因此，在已知不同等级的标化服务当量和不同等级的失能人数的基础上，可以测算相应的照护服务时间和照护人员需求量，并进一步测算照护服务所需的人力成本。

（一）将服务需求转化为服务时间

第四章分析中已经将老年人的失能程度划分为 5 个等级，并以此为依据测算了不同失能等级所对应的长期照护服务项目和平均服务时间，通过当量换算，测算出不同等级对应的月平均标化当量。依据每标准当量为 6.75 分钟来计算，即可换算出每月不同失能等级老年人所需的平均服务时间，如表 5-1 所示，如按照一

天 8 小时的标准工作时间来测算，可以计算出不同等级失能老年人所需要的平均照护日。考虑到调研误差和实际操作的便利性，本章研究经专家研讨后拟将照护时间进行微调以便于后续服务工作的安排及工作负荷的测算。

表 5-1　不同失能等级对应的月平均服务时间

失能程度	月平均标化当量	月对应的服务时间/小时	月平均照护日/天	调整后月平均照护时间及频次
一级	104.32	12	1.5	1.5 天/月
二级	516.21	58	7.3	2 天/周
三级	1 215.77	137	17.1	15 天/月
四级	2 272.06	256	32.0	7 天/周
五级	2 351.26	265	33.1	7 天/周

注：服务时间按四舍五入后取整

运用本章研究确定的老年人失能程度划分标准来分析 CHARLS 三年（2011年、2013 年及 2015 年）的老年人数据，得到各年度不同失能等级的老年人人数及其所需要的年度服务量，见表 5-2。大体上，5 个失能等级的老年人在三个年度的每日总服务需要量是逐年增长的。

表 5-2　2011 年、2013 年及 2015 年 CHARLS 失能老年人人数及其服务需要量

失能程度	2011 年/人	2013 年/人	2015 年/人	调整后月平均照护时间及频次	2011 年服务需要量/天	2013 年服务需要量/天	2015 年服务需要量/天
一级	1 618	2 434	2 727	1.5 天/月	29 124	43 812	49 086
二级	651	721	979	2 天/周	67 704	74 984	101 816
三级	436	419	554	15 天/月	78 480	75 420	99 720
四级	68	73	111	7 天/周	24 820	26 645	40 515
五级	83	68	86	7 天/周	30 295	24 820	31 390
合计	2 856	3 715	4 457	—	230 423	245 681	322 527

值得说明的是，纵向比较时，虽然失能人数随着失能程度的加深而逐渐减少，但是服务需要量并非与其呈现线性关系，而是呈现出先增长后减少的趋势。横向比较时，除了 2013 年三级和五级失能人数低于 2011 年外，其余 3 个等级的失能人数均逐年增长，其对应的服务量也表现出相同的规律，究其原因可能与后续追踪年份失能人员的失访或死亡有关。而二级和三级失能老年人所需的服务当量最多，可能是因为二级、三级失能是失能老年人从 IADL 障碍向 ADL 障碍转变的过渡期，由于人数较多导致服务需求量最大。

以上给研究者的启示是，第三个等级是整个失能过程中服务需求量最大的时期，因此若我们在这个从 IADL 向 ADL 失能发展的关键节点及时采取干预措施，减缓失能的恶化速度，或许可以明显地改善失能状况，优化失能结构，从而缓解

照护资源的供需矛盾。

（二）将服务时间转化为人员配置标准

在测算出不同失能程度的长期照护服务量的基础上，本章研究认为可进一步依据服务量测算所需的照护人力及所需要的费用。考虑到不同护理员的个体差异引起的相同服务所需的时间差异，本章研究采用标准当量值换算的方法来测算照护服务的标准从而推算照护人力需求，既考虑了不同失能个体的差异性，也考虑了照护服务提供者工作效率的差异，确保照护人力需求测算的科学性。

目前我国关于失能老年人的补贴制度是按照失能程度、经济收入水平与是否入住机构等，每月给予一定额度的补偿，并没有按照单位照护成本（即单位时间内所支付的照护费用）进行补贴。因此，也就无法准确地估算我国失能老年人的照护时间（文顺菊，2016），无法科学进行照护资金的筹集和对不同照护机构的补贴，故而不利于长期照护服务体系的可持续发展。

从国家制度层面上看，我国养老护理员工作时间有三种：一是全天 8 小时制；二是全天 12 小时制；三是全天 24 小时工作制（冷天骄，2013）。本章研究按照照护人员每个月工作 22 天、每天 8 小时来测算 2011 年、2013 年及 2015 年 CHARLS 失能老年人需要的照护人员数，具体见表 5-3。根据测算出的各年的照护人员需求数与各年不同程度的失能人数进行比较可以得到当年该失能等级人员配置系数，将三年的人员配置系数求均值，即可得到平均人员配置系数。由表 5-3 可见，从失能程度一级到五级随着月平均照护时间的增多，相应等级护理人员的配置系数也在不断增长。

表 5-3　2011 年、2013 年及 2015 年各等级照护人员需求数及人员配置系数

失能程度	2011 年人员需求数/人	2013 年人员需求数/人	2015 年人员需求数/人	2011 年人员配置系数	2013 年人员配置系数	2015 年人员配置系数	平均人员配置系数
一级	110	166	186	0.068	0.068	0.068	0.068
二级	256	284	386	0.394	0.394	0.394	0.394
三级	297	286	378	0.682	0.682	0.682	0.682
四级	94	101	153	1.383	1.383	1.383	1.383
五级	115	94	119	1.383	1.383	1.383	1.383
总体	872	931	1 222	0.306	0.251	0.274	0.277

值得强调的是，本章研究测算的所有照护人力需求量均以正式照护服务机构提供服务的时间和频次的均数为依据。虽然这样的测算方式可以确保长期照护服务操作的规范性，但在我国，有相当部分的服务完全由非正式照护提供者完成或者由正式提供者和非正式提供者共同完成，因此实际需要照护人员的数量需依据

服务提供来源的构成而产生差异。例如，长期卧床老年人通常同时需要生活照护服务和医疗照护服务，虽然按照我们的测算标准，其属于五级失能，需要按照1.383 的标准来配置人员，但其中医疗照护服务和生活照护服务的提供者可能在每个五级失能照护者之间都存在差异，具体需要多少生活照护人员、多少医疗照护人员还需要根据各个区域的照护人力资源的构成来确定。

　　虽然由表 5-3 可见，四级和五级失能老年人所需的平均人员配置系数基本一致，但在第四章中，两个等级失能老年人对应的服务内容、频次和标准还是存在明显差异的。作者认为，两个等级人员配置系数基本一致的原因可能是两个等级对于服务标准的需求较为接近，而本章研究在研究过程中对数据的模糊处理掩盖了两个等级服务需求的差异，从而导致基本一致的配置系数出现。

（三）依据人员配置标准测算人力成本

　　将测算出的不同失能等级的人员配置系数乘以照护服务人员的薪酬水平即长期照护服务人力成本，所有失能老年人所需照护服务者的人力成本如下：总人力成本 = $\sum$（某等级失能人数×对应失能人员配置系数×对应照护人员薪酬水平）。其中，测算长期照护服务的人力成本除了上面提及的人员配置系数可能因求证过程的误差产生一些变动外，照护人员的薪酬水平也会受到一些因素的影响，其波动主要来自以下两个方面。

　　第一，照护人员的资质是影响薪酬水平的内在因素。由于主要的服务对象是失能失智老年人，因此养老院对长期照护服务人员的专业化技能要求较高，需要专业化的人才（如全科医生、护士、营养师、社工、康复师等）。因此，养老机构在招聘护理人员时，明确提出诸如管理类大专以上文凭、护理类大专以上文凭等高要求，但实际情况却是养老机构现有的服务人员多是下岗职工和退休人员，且年龄偏大，受教育程度低、缺乏专业知识（刘益梅，2016）。即使在美国、德国、韩国等发达国家也存在专业照护人员严重短缺的现象（周琛，2007；李光宰，2010；Shellenbarger，1997）。因而，具有专业资质的照护人员必定有着很强的市场需求，如 2017 年上海市编制并发布了《关于加快推进本市养老护理人员队伍建设的实施意见》，规定对养老机构招录的持有初级、中级、高级等级证书人员的用人单位予以奖励，间接促进了专业照护人员的市场需求和薪酬水平的提高，可见照护人员的资质是影响其薪酬水平最主要的内在因素。

　　第二，区域经济水平是影响薪酬的外在因素。由于我国东中西部、城乡人均可支配收入差距较大，同一失能等级的老年人在不同区域接受同样的服务所需支付的照护费用却不同，因此在测算护理员的薪酬水平或是照护成本时，必须考虑不同地区之间的经济水平差异。李伟（2015）研究认为，在各民办养老机构工作的护理员，由所在机构合理确定薪酬水平，工资水平不低于当地社会的平均工资水平。国家统计局数据显示，2017 年我国城镇非私营单位就业人员年平均工资由高到低依次是东部、西部、中部地区，分别为 84 809 元、68 323 元、61 193 元，平均每人每小时的工资收入依次为 42.24 元、34.03 元、30.47 元（按照每人每年和每天的工作时长分别为251天和8小时测算）。另外，2017 年农村居民人均工资性收入为 5 498 元，根据农村居民每年工作时长可以计算出农村居民每小时工资为 14.47 元。上述数据大体展现出了我国各地人均可支配收入的概况，地区、城乡之间差异较大，因此各地的照护人员薪酬水平也理应符合当地经济发展水平。

二、失能老年人长期照护服务的其他成本

除了上述人力成本外，失能老年人的长期照护服务还包括消耗性资源成本以及管理成本，即长期照护服务需要在对各种软硬件设施和人员进行管理的基础上，为失能老年人提供照护服务。

（一）长期照护服务消耗性资源成本

消耗性资源成本指服务中用到的一次性材料和各种低值消耗品和设备等。核算方法如下（杜丽侠等，2018）：消耗品材料成本=所需材料单价×单项服务消耗量；低值易耗品和设备=单价÷（每月使用次数×12×使用年限）。

目前国内只有个别学者就长期照护服务消耗性资源成本进行研究，绝大多数学者都是将长期照护服务成本作为一个整体进行测算或者将其划分为伙食费、床位费、护理费、康复费、辅助卫生用品费等，有的学者采用直接成本（如护士工资、床位护理费用等）和间接成本等划分方法。

杨小彬（2016）以江西省为例，测算了日常用品的消耗成本（指机构运营所需的办公用品、照护过程耗用的经常性日用品以及其他低值易耗品成本、硬件设施日常维护成本等），其主要结论是在江西筹建一个中高档、中档、中低档的养老服务机构，需要的日常运营的消耗性费用分别为1.5 万元/（年·床位）左右、1 万元/（年·床位）左右、0.5 万元/（年·床位）左右。

（二）长期照护服务管理成本

台湾地区在《长期照顾保险制度规划》中认为，长期照护保险支出最大部分是由"照护"产生的给付与支付两大类，此外还有非照护性支出和评估、审查与行政管理等费用支出（张俊良和杨成洲，2017）。因此长期照护服务管理成本也

是长期照护服务总成本中不可忽视的一部分。

长期照护组织和管理主要涉及两个方面（杨天红，2017）：一是长期照护保险基金的组织管理，主要涉及保险费的征缴、支付和照护需求评估；二是长期照护服务的组织管理，包括服务供给主体资格的确定、服务内容、服务质量管理等。杜丽侠等（2018）将照护人员的继续培训成本也归入管理成本，张薇等（2010）将教育成本设定为人力和消耗性资源成本之和的5%。目前针对长期照护服务管理成本研究的学者较少，仅有的文献也只是对国外经验的总结。柳璐（2013）对美国的基本安全网模式的研究认为，该模式可为低收入人群提供服务，主要倾向于满足受益人最基本的生活需求，但受益人需经专业机构严格的资格评估，会产生较高的管理费用且对生活节俭的人不公平。

研究者认为，人力、物力、财力资源的消耗是长期照护服务中的显性成本，而管理成本则是长期照护服务中的隐性成本，应该给予充分关注，才能优化管理过程，有益于降低成本、提高系统的运行效率。

本章研究仍存在以下不足：首先，本章研究针对划分的 5 个失能等级及其服务当量，对各等级的照护成本进行测算，这种测算方法仅考虑了照护时间，未将消耗性成本、管理成本等纳入进来；其次，未区分正式照护提供者和非正式照护提供者，使得其中包含较多的非正式照护者提供的服务；最后，没有考虑到东中西地区以及城乡差异，使得研究结果存在一定的局限性。

三、失能老年人长期照护服务成本的其他测算方法

除了将失能老年人长期照护服务成本分为人力成本、其他成本两大类进行测算的方法，还有许多学者运用多种方法从多个角度测算我国失能老年人的长期照护费用，本章研究对其进行大致梳理以形成系统性的认识。

浙江省老年人长期照护保障制度研究课题组（2013）对老年人居家照护成本的研究认为，居家照护老年人照护成本主要包括保姆护工费、辅助工具费、辅助卫生用品费等项，计算公式如下：老年人居家照护人均月费用=家属等非付费照料者月照护成本×发生率+保姆等付费照料者月费用×雇请率+辅助工具月支出×使用率+辅助卫生用品月费用×使用率，计算结果显示居家照护人均月费用为 2 147.5 元，城乡分别为 3 159.2 元和 1 249.7 元。

季晓鹏和王志红（2007）将我国老年人家庭护理成本（指专业性家庭护理）核算方法总结为以下三种：①直接成本：20 世纪 80 年代国外许多医院主张用直接"服务费用测算护理成本"，我国家庭护理成本核算也多采用直接成本法。②多角度核算：赫斯马特（2004）认为，测算医疗成本受决策者的观察角度影响，因此很多研究往往从患者、医院、政府等多个角度出发核算护理成本。③项目法：

将老年护理的常见项目（如血压检测、健康档案建立、上门输液等服务项目）采取时间系数分摊法计算各项目的成本，其中项目服务的直接成本根据直接消耗计算，间接成本根据该项目直接服务时间长短进行分摊。

杨小彬（2016）将长期照护服务机构的成本分为两部分：初始投资成本和日常运营成本，其中初始投资成本包括土地成本和建设成本、硬件设施投入成本、护理人员状况及前期培训成本投入情况、其他成本；日常运营成本主要包括工作人员薪酬成本、日常用品的消耗成本、硬件设施等折旧成本、工作人员的继续教育培训成本、风险成本等。

曹信邦和陈强（2014a）则将平均护理时间由低到高（每周平均 5 小时、7.5 小时、10 小时）划分为 3 个护理等级，计算公式如下：家庭/社区月护理成本=各失能等级一周所需护理时间×4（表示每月 4 周）×家庭护理的成本系数（1.80）×在岗职工平均每小时工资（30.89 元）。

第二节　长期照护服务的筹资

在完成了长期照护成本的测算之后，我们紧接着需要思考的是费用如何筹集，即长期照护服务的筹资问题。探究长期照护服务的筹资，不得不思考两个问题：一是长期照护服务的筹资来源及模式，二是长期照护服务的筹资水平。相关研究表明，目前长期照护服务的模式大致可以归纳为三种：以税收为主要筹资来源的长期照护保险制度模式，以个人、雇主和政府等为筹资主体的长期照护保险制度模式和以个人作为筹资主体的商业长期照护保险制度模式。而老年长期照护筹资水平估算主要受到老年人总量、老年人失能率、老年人失能等级、失能老年人护理方式、不同护理方式的护理成本等相关变量的影响（文太林，2018）。

一、长期照护服务筹资来源及模式

本章将简要概括以税收、社会保险和商业保险为依托的长期照护服务三种筹资模式的特点及优缺点，各种筹资模式下长期照护服务的具体做法详见第六章。

（一）税收筹资模式

基于税收的长期照护服务筹资模式是指支持长期照护的主要资金来源为国家和（或）地方的税收。根据覆盖对象的不同，可以分为救助式（仅覆盖贫困、经济困难的失能人群）的长期照护制度和普惠制（覆盖全体国民）的长期照护制度。前一种的代表国家有英国、澳大利亚和新西兰等；后一种的典型国家包括瑞典、奥地利、丹麦和挪威。

税收筹资模式具有高宏观效率、高福利性的特点。高宏观效率体现在依靠国家税收为长期照护资金提供强大保障，确保受益者切实享受到长期照护的优惠政策，充分满足其长期照护服务需求。高福利性是指这种资金筹集方式主要为税收，相当于由政府出资购买老年人的照护养老服务，服务的使用者缴纳的费用很少。

基于税收的长期照护服务筹资模式的优点在于资金来源较为稳定。其中，基于税收筹资的普惠制长期照护制度有助于扩大长期照护服务受益者的覆盖面，普遍性的受益方式和平等的受益资格能够确保社会公平在不同社会群体之间以最大限度得以实现（郑阳雨璐等，2018）。

税收筹资模式的弊端在于依托政府税收作为主要资金来源，给政府财政造成巨大压力，且随着老龄化、高龄化趋势日益严峻，有关老年人养老照护的财政支出日益膨胀，对政府如何有效地分配财政资金确保老年人享有的各方面权益得以实现提出不小的挑战。另外，这种依托于税收的筹资模式所带来的普遍性的受益方式也从侧面反映出财政资金的运用针对性较差，利用效率不高。为了避免这一问题，奥地利采取累进制的方法，将收支调查的内容添加进来，确保最需要资助的群体真正获得长期照护服务，提高了资金利用的针对性（胡天天，2016）。

（二）社会保险筹资模式

基于社会保险的长期照护服务筹资模式是指在法律法规保证下，政府税收承担一部分长期照护资金来源，其余部分资金的筹集通过强制征收雇主及个人缴纳的保险费得到。采用此种模式的典型国家包括德国、日本和韩国等（雷晓康和冯雅茹，2016）。

社会保险筹资模式具有强制性、互助共济的特点。社会保险筹资模式最显著的特点在于强制性，它是由国家出台相关法律，明确规定制度内的人群必须参加长期照护社会保险，缴纳保险费，如日本政府立法强制个人在 40 岁的时候必须加入介护保险制度，负担一定比例的保险费用（日本厚生劳动省，1998）。互助共济体现在社会保险筹资模式的资金来源于政府、雇主及个人三方筹资主体，各主体分别负担一定比例的长期照护资金，充分体现出全社会成员相互合作、共同承担长期照护负担带来的社会风险（谭可，2018）。

社会保险筹资模式的优点在于多元的筹资渠道使得资金来源更为稳定，其将一切缴纳社会保险金的人群纳入，确保了长期照护保险的高覆盖率，明确了政府、单位与个人三方责任主体，强调责任和义务对等，具有公平性。此三方主体合理分担长期照护负担，不仅有效降低政府财政压力，还提高了全社会共同应对照护需求所带来的社会风险的能力。因此，自2000年长期照护社会保险制度在日本正式实施以来，其长期照护保险参保人数和接受照护服务人数持续增长[①]。

社会保险筹资模式的弊端在于随着老龄化、高龄化所带来的长期照护负担问题日益严峻，长期照护社会保险支出呈现快速增长，政府财政和参保者的经济负担也日趋加重（冯雅茹，2017）。

（三）商业保险筹资模式

基于商业保险的长期照护服务筹资模式是指投保人为分担自身的长期照护风险，自行选择购买长期照护商业保险产品，缴纳保险费用而形成长期照护保险资金。

商业保险筹资模式具有个体化、市场化的特点，代表国家为美国（韦公远，2006）。个体化体现在采用此种筹资模式的国家将长期照护视为个人风险，强调个人承担责任，通过购买市场保险产品来分担风险，但购买与否采取自愿原则，保险费用完全由自己缴纳。市场化是指此模式在筹资过程中遵循市场化的运作程序。保险公司和投保人建立契约关系，共同受到合同约束及政府监管。参保人需要缴纳的保险费主要由保险费率决定，而保险费率取决于保险产品的给付期、等待期、市场供求情况和参保人风险发生的频率。因此，保险公司在与投保人签订合同前还会对投保人的风险进行评估，参考其年龄、健康状况等决定其缴费率水平。

正因为依托于市场化的金融产品，商业保险筹资模式具有规范化的优点。以美国为例，一方面，美国各州政府会通过税收和监管措施对市场上长期照护保险产品的提供者及其提供的服务进行严格监管以确保其健康发展；另一方面，商业长期照护保险部门也会采取措施确保其产品的规范化，包括评估和管理照护服务质量、实时监督保险给付过程（王迪，2014）。

商业保险筹资模式的缺点在于资金来源单一，大多来自投保人缴纳的保费；保费高，只有中高收入阶层（且需要是健康状况符合条件的中高收入阶层）能够负担，对于低收入者存在挤出效应，导致覆盖面狭窄，参保率不高。以美国为例，尽管其商业长期照护保险的覆盖率已经处于OECD的第二位，但受益人群依然有限，商业保险支出占长期照护总费用的比例仅为5%，购买商业长期照护保险的人占40岁及以上人口的比重只有5%（张盈华，2012）。

---

① http://www.mhlw.go.jp/english/wp/wp-hw6/dl/10e.pdf.

二、长期照护服务筹资水平及相关因素

由于长期照护服务还没有执行统一的照护服务标准及相应的收费标准，不同地区照护机构的收费标准之间仍存在差异。此外，不同的长期照护服务模式也会对照护费用产生影响。陈璐和范红丽（2014）认为，老年长期照护筹资规模估算主要受到老年人总量、老年人失能率、老年人失能等级、失能老年人护理方式、不同护理方式的护理成本等相关变量的影响。武学慧（2010）把影响长期照护费用的因素归纳为四个层面：一是护理偏好、老年人能力、家庭结构、老年人口数、老年人失能比例；二是需要护理的人数、长期护理模式的选择；三是老年人婚姻状况、受教育程度；四是老年人的性别、年龄、生活习惯、可支配收入、慢性病率。陶开宇（2006）从长期照护产业化的视角，从微观和宏观两个方面分析了失能老年人长期照护成本的影响因素，认为资源、规律、差异是影响长期照护产业化的微观因子，而经济、社会、政府则是其宏观因子。

本章研究认为，要明确长期照护服务的筹资水平，必须明确以下几个方面。

（一）长期照护覆盖的失能等级及相应人数

综上所述，老年人失能人数不但随着老龄化程度不断加剧，而且失能的变化确实存在等级特征。在确定失能等级的划分标准后，需要进一步明确长期照护保障体系应该覆盖哪些失能等级，从而得到长期照护保障体系需要覆盖的各失能等级对应的人员数量，并根据一定弹性系数估算该人员数量在未来的发展变化情况。

长期照护服务体系的保障对象为失能人群，因此测算长期照护服务的筹资水平必须明确长期照护保障体系目前及未来需要覆盖的失能人群及其数量。总体来说，长期照护服务覆盖的失能等级及相应的人数体现的是各失能等级老年人的规模及各等级间的规模变化趋势，是研究筹资问题必须考虑的问题。

（二）长期照护覆盖的服务内容及服务标准

在确定了长期照护服务体系需要覆盖的对象及其数量后，测算长期照护服务的筹资水平还需要明确长期照护服务体系覆盖的服务项目以及每个服务项目的服务标准（包括标准服务频次和标准服务时间等）。

由于失能等级和疾病状况的差异，失能人群的长期照护服务需求呈现多层次、多样化的趋势，其所需要的服务项目内容、服务频次和服务时间都不尽相同，由此产生的成本也存在差异。只有明确了长期照护服务体系覆盖的服务项目及各个项目对应的标准服务频次和标准服务时间，才能合理地测算长期照护服务的成本，并为后文确定长期照护服务的筹资水平奠定基础。

（三）长期照护服务的提供方式及各方式的照护成本

目前可将长期照护服务的提供方式归纳为三种：居家照护、社区照护和机构照护，老年人根据自身失能情况和家庭经济状况会选择不同的照护方式，不同的照护方式其成本是存在差异的。因此，长期照护的筹资水平还取决于照护服务的提供方式及各方式对应的成本。其中，长期照护服务的提供方式与老年人的需求意愿以及我国现有的长期照护服务供给能力有关。而各种照护服务方式对应的成本则与人力资源素质及基于区域经济水平的服务提供价格有关。

非正式照护依然是我国老年人照护的首选意愿，我国目前约有 70% 的老年人希望在自己家中居住并养老，还有约 25% 的老年人想去子女家中养老（杜鹏等，2016）。根据 2016 年中国保险行业协会调查（程楠，2017），全国 7% 的家庭里都有需要长期护理的老年人，并且家庭成员承担了实际中大部分的护理工作。79.9% 的家庭中，是由配偶、子女或亲戚提供服务，第三方提供的服务比例仅占 21.1%。

较多研究认为，家庭的非正式照护更加有效且节约成本（刘柏惠和寇恩惠，2015），减少国家（指 OECD 等欧美国家）的公共长期护理支出（Bonsang，2009），并且家庭的非正式照护除了经济支持和生活照料，还有情感慰藉等，这是正式照护所不具备的功能（田申，2005），对于失能老年人的心理健康和生活质量都有积极作用。马文娟和王玉环（2018）认为，非正式照护时间长短与患者疾病程度、认知状态、依赖程度、失能程度、居住地区等有重要关系；照护者的身体健康状况、照护负担、经济收入、与被照护者关系、性别、文化教育程度等与非正式照护时间长短密切相关；国家政策干预居家照护（主要是正式照护介入家庭、提供照护培训）可以减少非正式照护时间，从而降低非正式照护成本。蓝玉珠和饶育蕾（2007）研究发现，长期照护自付费用平均给付金额不会因户主的教育程度不同而有显著差异，但因户主的性别、所在地区不同有显著的差异性。薛坤等（2014）研究认为，被照护者的失能程度、医保类型、失能原因与家属的照护负担有关；而照护者的年龄越大、照护时间越长、照护年限越多、家庭收入越低，其照护负担就越重。

李元（2018）通过对东北三省养老机构半护理和全护理费用的调查，以及结合全国平均工资收入与东北地区平均工资收入的差距分析，计算出城镇和农村养老机构的护理成本分别为 10 536~29 244 元/年和 2 833~13 908 元/年。浙江省老年人长期照护保障制度研究课题组（2013）认为机构长期照护费用包括伙食费、床位费、护理费、康复费、辅助卫生用品费等，不包含医疗费，研究结果显示，城乡长期照护机构老年人每个月的平均总费用为 1 405 元，其中城镇和农村分别为 1 856 元和 1 021 元。

三、长期照护服务保险筹资测算方法

鉴于我国国情，国内学者倾向于以保险作为未来我国建立长期照护服务体系的主要筹资方式，王乐芝和曾水英（2015）提出，我国社会医疗保险和社会养老保险基金年支出每增加 1%，长期护理保险的需求量就会增加 0.122%。因此一直以来研究的重点放在了老年人长期护理的费用界定、费率设置等制度设计内容上。

卓志等（2006）在《保险精算通论》一书中介绍了长期护理保险保费计算的三种方法：曼联方法、减量表模型和多状态马尔可夫链，这为国内其他学者的相关研究奠定了良好的理论基础；何林广（2007）尝试运用这三种方法进行分析，认为马尔可夫链有很好的应用前景；周海珍和杨馥忆（2014）指出离散时间的马尔可夫链模型可以作为我国长期护理保险定价的基础模型，将我国的实际数据代入该模型进行测算，并对该模型提出了修正建议以进一步适合我国的实际；陈岱婉（2007）则运用马尔可夫模型研究了转移概率、转移强度与护理时间的关系，以身体状态转移概率为核心，建立了长期护理保险保费精算模型；梁昊等（2013）很好地总结了现有的长期护理费率测算方法，文章使用曼联方法、减量表模型、多状态马尔可夫模型测算方法建立相关理论模型，采用国际劳工组织（International Labour Organization，ILO）筹资模型与核密度估计方法、纵向平衡的保险精算模型，外加 Kiwanis 指数与公平性感知主观评价体系，比较分析中国长期护理保险的筹资模式。

本书主要介绍马尔可夫模型、曼联方法、减量表模型几种常见的定价模型，并简要概述其他筹资测算模型，力求对长期照护服务筹资的测算方法形成比较全面的认识。

（一）马尔可夫模型

马尔可夫模型在长期照护保险测算的应用是基于跟踪调查得到的纵向微观数据资料，将老年人口在不同健康状况间转变的过程进行模拟，有别于传统寿险精算模型，它提出的多状态是由固定数目的状态组成，不同状态之间有相互转移的可能性和相应的转移概率，利用这些转移概率可以进行保单的设计以及保费和准备金的计算（刘晓雪，2015）。

马尔可夫模型一经出现就因其多方面的优势而备受关注。首先，该模型假设被保险人的健康状态转移过程服从马尔可夫过程，各种健康状态中，除死亡状态外，其他状态均可逆，该假设便于理解、符合实际。另外，该模型能够根据被保险人的初始健康状态进行分类，并拓展为多状态模型，即在该模型下，被保险人的健康状态可以被划分为 n 个状态，这便于保险公司针对不同初始状态收取差别费率。并且，作为一个较为成熟的模型，马尔可夫模型比较容易进行参数估计和统计分析，因此其具有在数学与统计上的优势。获得转移概率矩阵之后，通过迭代方程，比较容易获得长期护理保险的应交保费。

国内外许多学者都运用马尔可夫模型进行了长期照护筹资测算方面的研究，如 Jones（1994）将马尔可夫模型在长期照护、人寿保险、养老保险等领域的精算中的应用进行了分析；彭荣（2009）将 65 岁以上老年人的生活自理能力分为 7 个状态，依次从健康、IADL 障碍、ADL 障碍再到死亡。除了死亡状态外，其他状态之间的转换是可逆的，即老年人的健康状况可以因为治疗而变好，也可能恶化，只是概率不同而已。结果表明，中国需要护理的老年人口数和老年人口护理总费用均呈上升趋势，老年人人均护理费用会消耗掉多年的家庭累积收入；何林广（2007）将马尔可夫模型分为 3 个状态：健康、长期护理、死亡，其中有 3 项及以上的日常生活活动失能或存在认知功能障碍便被界定为长期护理状态。结果表明，性别、年龄、是否与配偶同居、初始健康状态等 4 个自变量都是非常显著的健康状态转移的影响因素，建议建立长期护理保险的精算费率制度时应按这 4 个因素进行分类。最终得出结论：由于我国老年人面临着较高的长期护理风险，长期护理保险的精算费率普遍较高，能否获得充足的投保需求有待考察，适当的筹资结构必须纳入考虑范围。当然，也可以没有死亡这个状态，如段培新（2015）将老年人的生活自理能力分为非失能、部分失能、严重失能 3 个状态，3 个状态之间可以自由转移。

（二）曼联方法

虽然学者们普遍对马尔可夫模型具有较高的认可度，但是由于数据不完善、分析软件功能不健全等局限，马尔可夫模型和减量表模型在我国尚未得到很好的应用，目前学者们还是主要以曼联方法作为评估长期护理保险费用的方法（阚清泉和曹信邦，2019）。

曼联方法是计算长期照护保险费率的传统方法，它假设被保险人一旦进入长期护理状态就会一直保持该状态直至死亡，并根据经验数据反映出的伤病发生率和伤病持续时间来直接求出一系列保险金给付额的精算现值。用曼联方法计算长期护理保险的保费，一个重要的概念是"护理率"，在进行保险定价时应根据利率因子、生存率来考虑护理率，然后根据护理率来计算的保费护理率是指全体人口的平均护理周数（何林广，2007）。曼联方法在英国被广泛应用于失能收入保险的定价，德国精算师多年来也一直运用此方法计算长期护理保险的费率（马绍东，2007）。

曼联方法简单易懂，在长期护理保险定价的初始阶段，便得到了广泛的应用。保险人可通过制定护理率表格来进行定价，护理率表格就像寿险业中常用的死亡率表格、重大疾病率表格等一样，内容一目了然、易于理解、方便使用。然而，该方法具有先天的缺陷，其假设被保险人一旦进入长期护理状态则会维持该状态直至死亡，即长期护理状态是不可逆的，这一假设不符合实际，世界各国的老年人健康调查均显示，陷入长期护理状态的老年人有恢复至健康状态的可能（Rickayzen and Walsh，2002）。另外，曼联方法没有根据初始健康状态对被保险人进行分类，而是基于全体人口计算护理费率，也使其计算较粗放，不利于精准定价（王佳宇，2017）。

随机状态持续时间模型（何林广，2007）是在曼联方法基础上的一种进步。随机状态持续时间模型仍然假设健康状态的变化是不可逆的，每种状态持续的时间为随机变量，根据随机变量的数学特征可构造联合概率分布，可以很容易地计算得到应交保费，这是该模型在数理方面的一个优点。但该模型假设并不符合实际情况，首先，该模型假设被保险人进入长期护理状态后将维持该状态直至死亡，在这种假设下，一旦年轻的被保险人陷入长期护理状态，保险公司将支付高额保险金直至被保险人死亡。其次，该模型同样没有按照初始健康状态进行分类，导致保费的计算不够精准。

（三）减量表模型

减量表模型假设处于某种状态的人数是会发生变化的，被保险人的健康状态和长期护理状态之间的转变是可逆的，即原来处于健康状态的人可能要接受长期护理服务，患者的状态可能好转，也可能恶化。减量表模型是通过考察人数的变化情况，继而计算状态转移概率的（卓志等，2006）。其突出特点是假设存在 n 个有相互关联的减量表，每一个表都可以接受其余的 $n-1$ 个表的元素流入，也可以将元素流出到其余的 $n-1$ 个表中（何林广，2007）。

虽然曼联方法、多状态马尔可夫过程给出了保费的计算公式，但其产品形态为单一责任长期护理保险，而且由于没有与身体状态的转移概率相联系，当被保险人缴付多年保费后没来得及领取就已经死亡，容易使家属与保险公司产生矛盾。减量表模型能更好结合身体状态的转移概率，其保费公式原理上更为合理，但目前尚没有具体公式。然而减量表模型最显著的优势在于优化了假设，在该模型中，长期护理状态不再是不可逆的状态，通过不同状态之间人数的变化可构造出减量表，从而计算出转移概率和转移强度。然而，在实际运用时，各个减量表之间的数据计算错综复杂，计算量庞大，不利于运用。

（四）其他测算模型

除了上述三种主流的长期照护服务筹资测算方法，还有 ILO 筹资模型、个体仿真模型和总体仿真模型等几种测算模型也值得我们学习和借鉴。

ILO 筹资模型是由国际劳工组织和国际社会保障协会提出的用来对社会健康保险短期筹资比例进行计算的模型（曹信邦和陈强，2014b）。从归类来看，长期护理保险属于健康保险的一种，因此 ILO 筹资模型同样适用于对其筹资比例的测算。刘金涛和陈树文（2011）利用 ILO 筹资模型估计一年期社会健康保险的筹资比例，利用该模型进行了我国城镇职工老年护理保险筹资比例的计算，在收入模型中，不考虑其他收入情况下，得到的筹资比例为 3.3%，这一筹资比例介于德国与日本相同保险的筹资比例之间，明确了长期护理保险作为补充保险的性质；林姗姗（2013）利用 ILO 筹资模型基于低中高三种不同等级的护理服务收费的假设，测得短期费率分别为 0.41%、0.62% 和 0.83%，长期费率在 0.45%~1.36%。

个体仿真模型和总体仿真模型也是长期护理筹资规模估算模型常采取的两种方法。个体仿真模型是以个人单位为数据源来估算整体筹资规模，这种模型虽然可以避免加总所产生的偏差，但是个体数据的获取较困难（石阳，2017）。总体仿真模型的数据主要来自总体资料，一般来说主要包括未来各等级的失能老年人数量、各护理方式的利用率及护理成本，然后经过加总推算出总的护理费用。因此，当个体数据获取较困难时，一般采用总体仿真模型（郑清霞，2013）。

在对上述长期照护服务筹资测算方式总结的基础上，考虑到我国的社会和医疗服务分属不同的部门，各自采取不同的制度，因此本章研究认为，我国未来最可能走向的是"混合型的长期照护服务筹资模式"——医疗护理由普惠型的保险提供筹资，而生活照顾则以税收为筹资渠道，至少目前先以补缺型安全网的形式起步。即医疗保险需要延伸到居家医疗护理，而救济型补贴也要考虑养老机构的生活照顾服务（房莉杰和杨维，2016）。

第三节　长期照护服务的补偿

长期照护服务的补偿即长期照护服务的给付，是指长期照护服务的受益者在产生长期照护服务需求或支付长期照护服务产生相应费用支出后能够得到的补偿或赔付。

目前，长期照护服务的补偿方式主要包括现金给付和实物给付两种，现金给付又可分为费用补偿型和津贴补偿型；实物给付即直接提供照护服务。在已建立长期照护制度的国家和地区中，一般均采用了现金给付和实物给付两种方式，但各有侧重。本节将对长期照护服务的补偿方式与依据进行一一介绍。

一、长期照护服务的补偿方式

（一）长期照护服务现金给付

1. 费用补偿型

费用补偿型是指对参保人接受长期照护服务而产生的实际费用进行给付。这种补偿方式将补偿标准与实际产生的照护费用联系起来，在一定程度上能够避免参保人通过保险获利的不当行为，但对理赔管理体系提出较高要求，增加了开发管理成本。

美国长期照护商业保险公司对长期照护保险参保人的补偿方式之一即费用补偿型，保险公司会根据选择的服务方式是居家照护还是机构照护来补贴被保险人发生的照护费用，相较于机构照护，接受居家照护的被保险人会获得更高的费用补偿。

2. 津贴补偿型

津贴补偿型即定额给付型，这种给付方式不考虑被保险人发生的实际照护费用，是对符合条件的参保人给付固定津贴额。其优点在于给付程序简单，提高了被保险人照护服务选择的自由度，被保险人可以利用津贴补助在服务提供方处购买照护服务，也可用于"雇佣"家庭成员或亲友邻里。

正是由于长期照护津贴这一优势，许多国家［包括德国（李强，2015）、奥地利和西班牙（顾梦洁，2014）等］均采用这种给付方式，以达到促进非正式照护方式更多利用、减轻正式照护压力的目的。

（二）长期照护服务实物给付

实物给付即直接提供长期照护服务，此种给付方式既不补偿被保险人产生的照护费用，也不给付津贴额，而是由长期照护服务提供方直接为被保险人提供长期照护服务。这种补偿方式简化了被保险人获得长期照护服务的途径。

日韩两国（李强，2015）和中国台湾地区（杨明旭，2016；陈振营，2017）在长期照护服务的补偿方式上均以实物给付为主，基于被保险人的照护等级，明确规定了照护服务提供方需要提供的相应服务内容和服务时间。

一般来说，长期照护补偿方式会受到参保人所选择的长期照护服务方式的影响。对于选择居家自行照护方式的参保人，多采用现金给付方式，参保人在满足给付条件的情况下，可以获得一定费用补偿或定额津贴补助；而对于采取居家专业照护方式的参保人则大多接受实物给付的方式，专业照护人员会直接上门为其提供医疗照护、康复护理等服务。

长期照护服务是一个劳动密集型行业，照护人员的服务数量和质量都直接影响着失能老年人对长期照护服务的满意程度。因此，长期照护保险的实物给付要求政府培育一批专业的照护人员，确保失能老年人接收到连续性、专业化的长期照护服务。再者，政府应引导各方力量建立起一批职能明确、层次清晰、形式多样的长期照护服务机构，并出台相关政策引导照护资源合理配置，从而提升照护服务的规范化程度，提高照护资源的利用效率（柯仲锋，2012）。

二、长期照护服务的补偿依据

（一）照护等级

照护等级是实施长期照护保险制度的国家对保障对象进行补偿的最主要依据。照护等级，是指运用一定照护需求评估制度，并基于申请者的失能状况，将最终评定为受益者的长期照护服务需求划分为不同的级别。依据长期照护保障体系受益者的不同照护等级，其享有的待遇给付也不同。目前，如日本[①]、韩国（陶建国，2009）等国家均建立了各自的照护等级，并规定了各照护等级人群对应的长期照护现金补偿标准。

（二）个人经济状况

除了照护等级，在建立补缺安全网型长期照护服务体系的国家（如英国、美国）还会依据长期照护保障体系受益者的经济状况对其进行相应补偿。补缺安全网型长期照护服务体系的国家，是指由政府出资仅为特定经济困难人群购买长期照护服务，而非面向全体国民的一类国家。

由于仅面向特殊困难群体给予长期照护保障，因此在对受益者进行长期照护给付时会将其经济状况纳入考虑，以更加合理公平地分配长期照护资金、优化支出结构。一般情况下，会开展收支调查以更全面获取其经济情况。以英国为例，如果老年人的年个人财产（包括现金、储蓄、房产等）在14 250英镑以下，其照护服务费用全部由政府负担；如果老年人的年个人财产在14 250英镑至23 250英镑之间，则相较于14 250英镑，每超出250英镑，老年人需额外每周支付1英镑（例如，一位老年人的年个人财产为18 000英镑，其就需要额外支付15英镑/

---

① http://www.mhlw.go.jp/english/wp/wp-hw6/dl/10e.pdf.

周）；若老年人的年个人财产在 23 250 英镑以上，将自行负担本人全部照护费用（莫莉和翟海龙，2012）。

本 章 小 结

　　基于失能等级对长期照护服务成本进行测算，才能进一步明确长期照护服务的筹资模式、筹资水平与补偿方式。首先，考虑到长期照护服务是一种以人力资本投入为主体的劳动密集型服务，我们将失能老年人长期照护服务成本分为人力成本和其他成本（管理成本、消耗性资源成本）两部分进行测算。其次，我们从长期照护服务的筹资来源及模式、筹资水平及相关因素、筹资测算方法三个方面论述了长期照护服务的筹资问题。最后，长期照护服务的补偿方式主要有现金给付和实物给付两种方式，其主要的补偿依据是失能老年人对应的照护等级和个人经济状况，明确了长期照护服务的费用测算与筹资问题，有益于为后文构建失能老年人长期照护服务的筹资和补偿体系提供理论和数据的支撑。

第六章　典型地区长期照护服务与管理经验

第五章对长期照护服务的费用构成、筹资测算及模式、补偿方式等进行了整体介绍，本章将细致梳理一些典型地区长期照护服务的体系构建、服务提供、筹资与补偿、监管模式等，为建立我国的长期照护服务体系提供参考和借鉴。

由于面临老龄化问题的时间较早，一些发达地区从20世纪40~50年代开始建立老年人长期照护服务体系。发达国家的老年人长期照护制度大致经历了三个阶段：初步建立阶段，是以济贫和健康照护为主要目标，且当时的老年人长期照护制度是依附于医疗保障制度的；全面发展阶段，老年人的长期照护服务开始变得专业化和多样化，不仅注重健康照护也关注社会照护，并逐渐形成了独立的制度；综合调整阶段，主要针对服务供给过程中暴露出的弊端进行了综合调整，提倡根据照护对象提供有针对性的照护服务。

按照政府在长期照护服务中所承担的责任和筹资的主要来源可将长期照护服务体系划分为三种：一是以英国、瑞典为代表国家的税收支持普惠型长期照护模式；二是以德国、日本、韩国为代表国家的以长期照护社会保险为依托的互济模式，将长期照护从健康保险中独立出来作为独立的社会保险险种；三是以个人为筹资主体的商业长期照护保险制度模式，典型代表国家为美国、法国，其照护服务供给交由市场完成。本章将对三种模式的典型代表国家的具体做法进行逐一介绍。

值得一提的是，不同国家或地区对长期照护制度的命名各不相同，如在日本将长期照护保险称为"长期介护保险"，而在韩国称为"长期疗养保险"。尽管名称有所不同，但是实质内容是相同的。为了避免歧义和论述方便，本章中将其统称为长期照护保险。

第一节 税收筹资模式的长期照护服务典型经验

随着老年人口数量和预期寿命的增长，失能老年人的数量不断增加，家庭负担日益加重。为了缓解家庭负担，部分地区实行国家保障型的长期照护政策来缓解家庭照护负担，这种模式下政府以税收为保证，通过大量的财政支出来承担对老年人的照护责任，为他们提供多种社会和保健服务，典型代表国家有英国和瑞典。

褚湜婧等（2015）研究表明，典型福利国家在具体的养老服务内容上差异不大，既包括对健康、半自理、失能等不同健康程度的老年人的服务，也包括对不同收入程度的老年人的服务，还包括上门送餐服务、收入服务、一般照护服务、家务服务、入户探望、紧急救助、贫困收容、法律咨询、家庭保健等不同项目的服务。

一、英国的长期照护服务

（一）起源与发展

由于较早进入老龄化，英国是最早开始实行社会保障制度的国家，针对弱势人群的社会福利事业也发展较早。20 世纪 50 年代，针对自理能力存在障碍的老年人，英国政府大多采取机构照护的方式。机构照护对家庭照护起到了有益的补充作用，但在推行过程中也暴露了一些弊端，如加大了长期照护服务的成本，对国家财政资金造成压力。在此背景下，社区照护服务得到推崇。

1963 年，英国政府发表了《社区照护健康福利白皮书》，提出将为失能老年人、妇女及精神失常者提供社区照护作为一项政策予以执行。1990 年，《全民健康服务与社区照顾法案》通过，该法案提出，英国的长期照护服务属于社会照护的一部分，目的是通过居家照护或机构照护的方式协助身体或认知上存在障碍的老年人群，缓解他们的孤独感，促进其生活质量的提升。而后，在 1991 年出台的《社区照护白皮书》中提出了"促进选择与独立"的社区照护总目标。

直到 2000 年英国颁布了《照护标准法》，对长期照护的服务质量做出了明确规范，并建立了相应监督体制来确保长期照护服务的有效性、可负担性及质量。2001 年英国政府又制定了《全国老年人服务框架》，这是针对老年人长期照护问题的十年规划，旨在推进机构照护与居家照护模式的发展，积极纳入非政府组织、私营企业及志愿者团体等共同参与长期照护服务的供给。

（二）长期照护服务方式及内容

在英国，长期照护服务方式主要有三种，分别是机构照护、社区照护及家庭照护。英国不同类型长期照护服务方式及其服务内容见表6-1。

表6-1　英国各类长期照护服务方式比较

照护类型	机构照护（远离社区）	社区照护		家庭照护
		社区内的机构照护	居家照护法定或志愿组织所提供的居家照护	亲属、朋友提供的居家照护
服务内容	老年人康复中心、老年之家、安养院、收容所	日间照护、日间医院、午餐俱乐部、老年人接送服务、居家照护指导等	社区心理护士、健康访视员、开业医生、家务协商、送餐、起居服务等	煮饭、洗澡、喂食、穿衣服、辅助如厕、购物、休闲、娱乐等

资料来源：邬沧萍，杜鹏. 老龄社会与和谐社会. 北京：中国人口出版社，2012

为了促进养老照护服务的个性化和类别化，满足老年人多样化、多层次的养老照护服务需要，英国的机构照护包括健康老年人居住的老年之家（仅提供养老服务，不提供照护服务）和失能老年人居住的照护之家（养老服务、照护服务均提供）。

由于政府包揽福利的模式面临严峻挑战，社会福利供给主体的多元化日渐成为趋势。在此背景下，英国开始倡导对老年人实行社区照护的模式，即让老年人在家庭般的环境中获得照护。英国的社区照护可以分为"在社区照护"和"由社区照护"两种。"在社区照护"是指失能老年人在公办的专业化社区服务机构，如日间照料中心、老年人照护院等接受长期照护服务；"由社区照护"则是指失能老年人接受照护服务的场所不在社区内机构，但服务的供给主体包括社区中的政府机构，还有失能老年人家属、社会团体、民间组织等。

英国的社区照顾内容包括生活照顾、物质支援、心理支持和整体关怀四大类。其中，生活照顾主要包括饮食起居照顾、打扫卫生、代为购物等；物质支援主要包括提供食物、安装和改造设施、减免税收等；心理支持主要包括治病、照护、传授养生之道等；整体关怀主要包含改善生活环境、发动周围资源予以支持等。

（三）筹资与补偿

英国长期照护的主要资金来源为政府税收。其中，中央政府税收负担全民医疗卫生体系支持的照护服务，地方各级政府财政（由中央拨付来的专项资金）则负担"照护津贴"与"照护者津贴"。对于政府无法满足的老年人照护需求部分，通常以个人、家庭、私人保险或慈善的方式筹集资金。

在英国，一般65岁以上的老年人申请政府长期照护补贴资格需经过地方政府按照国家标准进行统一评估，符合条件后才能正式获得补贴资格。通常会由相关部门采取居民家庭收支调查的方式以确定之后长期照护服务的补偿方式及标准，如2013年家庭收支调查的资产上限为23 250英镑，资产高于这一标准的申请人将负担本人的全部照护费用，低于这一标准的则由政府提供相应补贴（莫莉和翟海龙，2012）。

在通过评估获得政府补贴资格后，被照护者可选择接受指定的直接照护服务（即实物给付的方式）或利用现金补贴购买非指定的照护服务。直接服务的提供方包括地方政府设立的社会服务机构、社区医疗机构以及独立的营利或非营利照护服务。选择现金补偿方式的被照护者可以使用现金补贴来提升所获得照护服务的质量，并且现金补贴也可以用来支付接受非正式照护所产生的服务费用。但属于住院出院服务包内的长期照护服务部分或经由全科医生转诊享有长期照护服务（主要是家庭照护），直接由全民医疗卫生体系资助相关照护支出，不必进行家庭收支调查。

在英国，有针对被照护者的"照护津贴"及针对非正式照护者的"照护者津贴"。"照护津贴"的领取人是65岁以上自理能力存在一定程度障碍者，该津贴主要用于补贴日间或夜间照护的费用。"照护者津贴"的资助对象为可支配收入不高于100英镑/周、每周提供非正式照护的时间大于等于35小时的照护者，用于补偿这些照护者的收入损失（刘晓雪，2015）。

（四）监管体系

在英国，由国家卫生部承担宏观层面长期照护相关政策制定并确保长期照护体系高效运行。社区和地方政府制定地方政府的筹资政策并分配资金，确保地方政府按照法规恰当使用公共资金。工作和养老金部通过给地方政府的专项基金和给残障人士的残疾津贴间接为受照护者提供援助。英国地方政府主要负责长期照护的资金筹集、个人照护需求的评估、购买服务或提供等额的现金给付。照护质量委员会是长期照护服务的监管机构，负责管理、监督和提升医疗与社会服务的质量。国家健康与照护研究所则负责制定英格兰地区社会照护的质量标准和指导方针（赵青和李珍，2018）。

长期照护保险制度对于照护服务申请者的照护需要或照护风险没有统一的照护评估体系，国家层面仅提供一个参考框架，即对长期照护需求的评估有4项功能障碍等级，从低到高依次为轻度、中度、重大、危急。评估内容主要包括日常行动能力（ADL/IADL）、收入水平、是否受虐待或忽视，以及未来6个月内的健康状况预期等方面。在实际的评估过程中，绝大多数地方政府仅将"危急"和"重大"等级列为长期照护需求者的认定标准，即侧重支持具有重点照护需求的老年人。具体的长期照护需求评估程序、资格标准由地方政府决定，各地存在差异。

英国的照护系统以社区照顾为主，对长期照护机构的监督与评估由卫生国务秘书制定照护服务的"国家最低标准"，包括7个评估标准及指标，分别为选择机构（资讯提供、契约、需求评估、开放参观、中级照护）、健康与个人照护（隐私与尊严、垂死与死亡、使用者服务计划、健康照护、药物治疗）、日常生活和社会活动（饮食与进食时间、社交接触与活动、社区接触、自主与选择）、抱怨与保护（抱怨、权利、保护）、环境（整体建筑、公共空间、厕所与洗衣间、适应与设备、空间需求、家具设备、暖气与照明、卫生与感染控制）、工作人员（人数、资格、招募、训练）、管理与行政（每日运作、机构特性、品质保证、财务状况、使用者财产管理服务、人员管理、保存记录、安全作业程序）（Malley，2010）。

各地方政府依据国家层级的标准，订立自己地方照护机构的评估标准，但不能违背"国家最低标准"，并具体由照护品质委员会来负责执行（Malley，2010）。照护品质委员会的评鉴委员包括有经验的社会照护者、教育家或健康照护专家。这些评鉴委员必须接受评鉴的相关训练，并且严格执行评鉴的标准行为规范。照护品质委员会对照护服务机构的评估分为两大部分：一是实地评估，即由评估委员直接观察照护的过程，通过与病人、家属或照护者交流以了解被照护者接受照护服务的情况；二是收集资讯，即照护品质委员会通过成人社会照护调查数据、被照护者的电话或网页投诉建议等渠道，了解被照护者接受服务的情况及对照护服务机构提供服务的满意度。

二、瑞典的长期照护服务

（一）起源与发展

瑞典是典型的福利制国家，构建了一套"从摇篮到坟墓"的社会福利体系。为了应对人口老龄化带来的照护负担，瑞典于20世纪60年代开始发展长期照护制度。起初，瑞典政府更重视发展机构照护，如大力建设照护之家和养老院等照护机构，增设照护床位，为失能患病老年人提供专业性医疗照护服务和良好的生活居住环境。然而随着老年人口规模日益庞大，机构照护费用不断攀升，且照护质量良莠不齐。自20世纪70年代起，瑞典开始重视居家照护服务的发展，推进老年人"就地老化"成为政府新的政策目标，以期实现节约成本的目的。

1982年，瑞典颁布《社会服务法案》，赋予每一位国民因身体需要享有日常生活协助的权利。1983年，瑞典政府出台了《健康和医疗服务法案》，明确了老年照护健康服务体系的基本框架，并且将瑞典所有年龄的公民都涵盖在服务范围之内。依据《健康和医疗服务法案》，照护之家和居家照护由县政府负责，以履行为国民提供健康照护与医疗服务的职责。而依照《社会服务法案》，地方自治区有责任在对老年人的照护需求进行评估后，为其提供社会服务与住房保障。健康医疗照护服务与社会照护服务由两个行政组织（县政府与地方自治区）分开提供，影响了服务提供的连续性，老年人更加依赖医院提供照护服务，导致照护费用上升。

因此，20 世纪 90 年代，瑞典政府展开了一系列以提高效率、整合资源为目的的改革。其中，1992 年的"老年人改革"明确提出，地方自治区全权负责为老年人提供长期照护服务，1993 年颁布了《支持和服务法案》，确定市町村政府为长期照护服务的最主要承担者。但考虑到各地方政府在经济状况、需求水平之间存在差异，造成了服务标准的不同，中央政府决定将本地区税收水平的权力下放给各地区政府，且通过国家补贴的方式缩小它们之间的差异（罗小华，2014）。

（二）长期照护服务方式及内容

在瑞典，长期照护提供以居家照护为主，机构照护为辅。长期照护服务内容包括饮食协助、衣服换穿、个人卫生及移动等基本照料项目，购物、邮局或金融机构等协助服务，治疗、复健等医疗照护。针对居家照护方式，政府还发展了夜间巡视、修缮老年人住宅及安装警报系统等项目。

（三）筹资与补偿

瑞典老年人的照护养老服务由政府出资购买，而主要资金来源为按比例收取的收入税。其中，地方税收占筹资比例的 80%，中央补助占 15%，照护者自付费用约占 5%（宋畹玖，2011）。随着瑞典老龄化、高龄化的日益严峻，政府税收承担长期照护资金的压力不断增加，为了应对这一挑战，政府采取了一系列改革措施，包括收取与收入相关的共付费、自付费；与私营照护机构签订合同，利用公共资金购买服务等，拓展长期照护服务体系的资金渠道（胡天天，2016）。

瑞典长期照护补偿方式也包括实物给付与现金给付。实物给付即由地方自治区直接为照护需求者提供照护服务。现金给付方式的出现是由于瑞典医院长期照护床位严重不足。现金给付又可分为三种支付方式：一是补贴老年生活自理能力障碍者，身心状况符合相关补偿标准者即可获得补贴，无须开展家庭资产调查；二是付予家庭照护者的薪资，薪资水平与一般专业居家照护员相当；三是带薪休假补贴，从 1989 年起，对于选择居家照护的老年人家人，因照护有特殊紧急情况或临终老年人，每年总共可带薪休假 30 天（宋畹玖，2011）。

（四）监管体系

瑞典长期照护体系采取地方分权的管理模式。这是由于瑞典分权化较高的政府结构，其卫生和社会服务体制的管理分权性质也较为显著。在中央层级上，在国家立法及财政监督机制下，由国会及中央政府订立长期照护制度的总政策目标；由中央"卫生与社会部"负责相关法律法规订立与颁布、政策制定（Brodsky et al.，2000）；由"全国卫生与福利委员会"指导、监督长期照护服务体系的发展。地方政府成为长期照护服务的最主要责任者，使得地方层面针对老年人长期照护的筹资与服务提供得到有效整合。而且为了解决各地方因收入和需求水平差异造成照护服务标准出现差异的问题，中央赋予了地方决定本地区税收水平的权力，并通过国家补贴缩小各地方之间的税收水平差距。

在服务提供者方面，瑞典规定长期照护服务从业人员须为攻读照护专业或社会工作专业的本科及以上学历者，并且照护专业毕业生在毕业后必须接受一年的岗前培训，该培训以老年人照护专科训练为主要内容。在瑞典，长期照护服务从业人员除须完成常规照护工作外，还必须具备对失能老年人进行相关功能训练与评价、康复照护等工作的能力。

第二节　社会保险筹资的长期照护服务典型经验

随着老龄化、高龄化问题不断加剧，以国家税收为主要筹资来源的长期照护服务模式给公共财政支出造成巨大压力，面临越来越多的困难。社会保险型的长期照护模式发展起来，这其中的典型代表国家包括德国、日本、韩国。

一、德国的长期照护服务

（一）起源与发展

德国是老龄化最严重的国家之一，而且德国人口很早就出现负增长的现象，失能老年人的照护负担沉重。1989 年德国通过《健康保险改革法案》，规定由健康保险为那些通过认定的居家重度照护需求者提供照护服务给付。1994 年德国颁布了《长期照护保险法》，此法案被收入德国的《社会法典》中，标志着长期照护保险成为德国社会保险体系的一部分（王迪，2014）。1995 年 1 月 1 日，强制性长期照护保险正式实施（家康，2008）。

强制性长期照护保险是指德国的长期照护保险是一种依照法律规定必须参加的义务保险，法律规定除极少数公务人员由国家提供服务之外，每个参加法定医疗保险的人在其法定医疗保险机构必须也同时参加长期照护保险（丁纯和瞿黔超，2008）。德国除了强制性的社会长期照护保险，还有商业长期照护保险。个人收入低于限定水平线以下的必须加入强制性的社会长期照护保险体系，高收入者则有权利选择加入长期照护社会保险体系或购买商业长期照护保险。对于既不符合社会医疗保险投保资格，又无力承担私人照护保险的贫困人口则由政府承担其相应的长期照护费用。因其法律强制性的特点，决定了其覆盖广的特点，在德国包括老年人在内的几乎所有公民都被涵盖在该保险体制之内。

此后，德国的长期照护保险体系在实践中不断调整和完善。1995 年 4 月，居家照护计划被纳入德国长期照护保险体系，1996 年 6 月照护机构提供的照护服务也被纳入该体系。2008 年通过的《照护保险结构性继续发展法》是对德国长期照护保险制度的一次大规模改革，主要涉及保险给付待遇水平、照护服务质量和管理等方面的内容。

（二）长期照护服务方式及内容

德国长期照护服务包括家庭照护、半机构照护和机构全托照护三种形式。其中，家庭照护是由家人、朋友提供的非正式照护和专业的家庭照护机构上门提供服务或以上两种形式混合。半机构照护是在需要照护者未达到要完全入住照护机构的标准、而家庭照护又不能满足其照护需求时，以间歇性入住机构的形式来达到照护要求，如在照护机构接受白天照护或晚上照护。机构全托照护是指在照护机构接受专业照护人员提供的正规照护服务，这种照护方式适合完全不能自理的老年人或患有严重疾病的人群。

德国政府实施长期照护服务的重要原则是"家庭照护优先于机构照护"，其原因包括：一方面是相较于机构照护，家庭照护的成本更低；另一方面是需要照护者对家庭照护方式有着更高的选择偏好。因此，政府出台了一些鼓励家庭照护的优惠待遇政策，如从事照护服务的家庭成员可以享受税收减免、护理假期、免缴失业保险金（由政府缴纳）及每年不超过 6 个月的保留工作权利等。此外，长期照护保险经办机构会向非正式家庭照护人员提供不限制用途、不需要纳税的现金补贴，并且为了确保家庭照护的质量，对选择居家照护的家庭照护者进行免费的知识技能培训。但是随着德国"少子化"和老年人独居现象日益严峻，加之社会对照护服务专业化需求程度不断升高，德国的长期照护服务开始呈现机构化照护的趋势。

德国机构照护服务供给来源包括营利照护机构、非营利照护机构和公共照护机构（政府公共组织），其中营利照护机构为机构照护服务提供的主体。非营利照护机构主要由民间福利团队运营，该团体旨在解决老年人照护问题，目前其社工服务站点在全国基本实现了全覆盖（和红，2016）。

德国长期照护保险法规定，需要对经过资格认定的被照护人提供包括个人卫生（洗漱、沐浴、牙齿保健、梳发、剃须、排尿、排便）、饮食营养（协助做饭、吃饭）、行动能力（起床睡觉、穿衣服脱衣服、散步、站立、爬楼梯、出行）、家务自理能力（购物、做饭、洗衣服、打扫、换衣服、清洁房间、为房间供暖）四个方面的协助与服务（Arntz et al.，2007）。在申请人被评估为需要长期照护服务后，德国医疗审查委员会继续评估其照护服务需求强度以进行下一步照护等级的评估。依据申请人的需求强度，照护等级被划分为 3 个级别，每个级别都有对应的服务次数与时间，具体如表 6-2 所示。

表 6-2 德国长期照护服务等级标准

等级		等级标准
照护等级 I （有显著的照护需求）	ADL 照护	每天至少一次的两项 ADL 照护
	IADL 照护	每周一次以上的 IADL 照护
	照护时长	每天 90 分钟至 3 小时（至少 45 分钟 ADL 照护）
照护等级 II （严重的照护需求）	ADL 照护	每天至少两次不同时间段的 ADL 照护
	IADL 照护	每周一次以上的 IADL 照护
	照护时长	每天 3 小时至 5 小时（至少 2 小时 ADL 照护）
照护等级 III （最严重的照护需求）	ADL 照护	不间断的 ADL 照护
	IADL 照护	每周一次以上的 IADL 照护
	照护时长	每天至少 5 小时的日夜不间断照护（至少 4 小时 ADL 照护） （夜间照护时间为 22：00-次日 6：00）

资料来源：Rothgang H. Social insurance for long-term care：an evaluation of the German model. Social Policy & Administration，2010，44（4）：436-460

（三）筹资与补偿

德国长期照护保险的资金筹资来源为政府、雇主和个人，政府承担长期照护保险资金来源的 1/3 以上，剩余部分由雇主与雇员各负担 50%。其中，失业人员的保险费用由联邦劳工局支付，自营业者的保险费用由个人负担，退休人员的保险费用由其本人和养老保险机构以一定的筹资比例共同负担。军队、政府人员等则由政府为其购买长期照护保险。

从 1996 年起，德国长期照护保险保费为税前收入的 1.7%（冯麒婷，2012）。但由于德国人口老龄化程度的加剧，照护服务供不应求，照护费用入不敷出。因此，政府对长期照护保险费的费率进行了多次上调。2008 年、2012 年、2015 年和 2017 年分别上调为收入的 1.95%（冯麒婷，2012）、2.05%（于建明，2017）、2.35% 和 2.55%（华颖，2016）。此外，从 2005 年开始，德国上调了无子女人员的保费水平，规定 1940 年以后出生、年满 23 周岁的没有子女的被保险人，除支付法定保险费率以外，还必须额外支付 0.25%的保险费（由本人支付）（冯麒婷，2012）。

德国长期照护保险的补偿方式主要包括实物给付（即直接提供服务）、现金给付（提供照护补贴）以及实物给付与现金给付相结合的混合方式。针对长期照护服务方式的不同，相应补偿方式也有所差异。家庭照护中的自行照护主要采用现金给付方式，参保人根据被认定的照护等级直接领取保险金。家庭照护中的专业照护采用实物给付的方式，即由专业照护人员在个人卫生、饮食营养、行动、家务四个方面提供照护服务。既包含自行照护又包含专业照护的家庭照护混合模式采取实物给付与现金给付相结合的模式，如果参保人的实物给付服务没有用完，剩余未用服务量可以按一定比例补贴现金，但是参保人须保证家庭人员或者其他人员可以继续提供剩余照护服务量。全托机构照护的补偿方式为实物给付。半托机构照护补偿方式可以是实物给付也可以是实物给付与现金给付相结合。除了以上三种补偿方式外，还有"辅助照护产品"补偿，如轮椅、消毒水、住宅改建等费用的补偿。

由此可见，家庭照护相对于机构照护可获得更多优惠补偿政策，除了可以申请照护保险金额，还可以申请照护津贴。为鼓励家庭照护，德国 2011 年通过了"照护法"修正案（照护时间法），该法规定，对于既要上班又要照护家属的人员，在不超过两年时间之内每周工作时间可缩短至 15 小时，并对其部分工资收入进行相应补偿（韩寒和张士昌，2016）。

（四）监管体系

在德国，联邦政府和州政府在长期照护服务管理工作中，重点负责对长期照护基础设施的建设与完善、照护服务质量和照护机构运行效率等进行监管，确保高质高效的长期照护服务被有效和充分地提供。而长期照护保险的具体执行部门为长期照护保险基金协会与长期照护保险的供给者协会。其中，长期照护保险基金协会是一种独立的、非营利的机构，雇主与雇员都有各自的代表在协会中。负责的事务包括长期照护保费的收缴，长期照护的资格认定与评级，与服务提供方协商费用，对照护者的现金给付，等等。长期照护保险基金协会能代表被保人依据其照护需求、保费支付水平，与服务提供方就照护服务的种类、费用等进行谈判协商。长期照护保险基金协会与长期照护保险的供给者协会在法律上是长期照护保险的主要执行者，负责缴费决定被照护者获得何种服务的资格，并且向非正式照护者发放补助。

为了让更多的利益相关者能够参与到长期照护保险的政策制定过程中，《长期照护保险法》还专门成立了一个长期照护保险法联邦咨询委员会。该委员会由来自联邦、州、社区政府、长期照护保险基金协会、机构照护服务提供方等各行业共 53 名代表组成（Geraedts et al.，2000）。长期照护保险法联邦咨询委员会的主要工作是评估监督长期照护保险体系的运行，针对长期照护保险计划在运行中出现的问题与联邦政府商讨解决方案，促进长期照护保险计划的长远发展。

长期照护保险被保人的认定评估有两项程序。首先，需要照护的认定评估，即鉴定申请人是否需要长期照护服务。这一程序由医疗保险医疗审查委员会经申请人同意在其家中进行。评估的内容包括个人卫生、饮食营养、家务自理能力及行动能力，共四种基本行为活动。认定为确实需要长期照护服务的依据包括：在上述四种活动中存在至少两项频繁的、实质性的长期照护服务需求，且服务需求最短的时间超过六个月（何林广和陈滔，2006）。

其次，照护等级的评估。在认定申请人确实需要长期照护服务后，下一步则是评估其需要的照护服务等级。在长期照护社会保险中，这一步的评估仍由医疗保险医疗审查委员会负责。而在商业照护保险中，则是由医护鉴定委员会来承担评估职责。但是这两个评估机构采用的评级标准是统一的。

此外，德国政府十分重视对于照护人才的培养，一方面大力支持开设专门的护理院校及护理课程来培育专业照护人才；另一方面也注重加强非专业照护人员的照护技能培训。德国法律规定，长期照护保险有义务为家属、邻居及照护工作志愿者等非正式照护人员提供免费培训（华颖，2016），照护保险机构应举办免费的学习培训班，医疗保险机构可以单独或者与其他照护保险机构共同举办短期培训班，或者委托其他机构开展培训，以达到减轻照护者的身心负担、提高照护服务质量、促进照护工作有序开展的目的。

二、日本的长期照护服务

（一）起源与发展

日本早在 20 世纪 70 年代就进入了老龄化社会，不断加快的老龄化进程及由此产生的照护负担给个人、家庭和社会都带来了前所未有的挑战。由于当时日本的全民医疗保险体系随着人口老龄化日益严峻、老年慢性病患者的不断增多、医疗保险基金出现赤字的情况愈益严重、濒临崩溃。为了缓解医疗保险体系面临的巨大压力，对社会保障结构进行重新规划，将长期照护从医疗社会保险中分离出来。

1963 年通过的《老人福利法》开始设立包括老年人居家服务和机构服务的照护体系。1982 年颁布了《老人保健法》将老年人的养老重心逐步向"居家养老、照护照料"转移。1989 年颁布了号称"黄金计划"的《高龄老人保健福利推进 10

年战略计划》，各种老年公寓、老年人活动室、老年人医院相继建立（徐君，2017）。1990 年修订《老年福利法》，规定老年福利的实施主体由中央转至地方；照护服务的供给由机构转至居家。1995 年效仿德国提出"关于创设介护保险制度"的议案，由全社会共同承担老年人的失能风险，通过整个社会力量来分散个人风险。1999 年 12 月，日本国会通过《长期照护保险法案》，2000 年《长期照护保险法案》正式实施，标志着强制性长期照护保险制度在日本正式建立，年满 40 岁的全部公民必须参加（日本厚生劳动省，1998）。

2005 年，日本政府重点对长期照护保险法案中的保险费率、机构照护给付进行了调整，并新增了预防护理服务和社区照护服务（周加艳和沈勤，2017）。而后每三年，即 2008 年、2011 年、2014 年及 2017 年，日本政府不断对长期照护保险法案中的相关内容做出细化和调整（周加艳和沈勤，2017）。经过多次改革调整，日本的长期照护制度在实践中逐步得到完善。

（二）长期照护服务方式及内容

日本《长期照护保险法案》规定，长期照护保险金的筹集来源于政府税收及被保险人的缴费，并强制国民在 40 岁的时候必须缴纳保险费，参加长期照护保险。同时，被保险人被划分为两类人群。其中，65 岁及上的老年人为第一类参保人，这部分人群的年龄已满足保险待遇给付的条件，能够直接享受保险提供的照护服务；40~64 岁的中老年人群是第二类参保人，此类人群仅限于在患有规定疾病目录中的疾病时，才可申请享受保险待遇。

日本政府依据参保人的失能程度，将长期照护等级划分按照"需支援"和"需介护"两类照护方式，其中"需支援"包含 2 个级别，"需介护"包含 5 个级别，这样长期照护等级就有 7 个等级（表6-3）。"需支援"主要用于预防性的长期照护计划，包括两类：一类是预防性的长期照护服务，包含预防性门诊病人长期照护、预防性门诊康复长期照护，以及预防性家庭访问长期照护服务；另一类是社区内的预防性长期照护，包含团体家庭多功能式的预防性长期照护服务，以及社区居家认知症预防性长期照护服务。

表 6-3　日本长期照护被保险人照护等级划分

照护等级	照护等级认定标准
需支援 1	排泄和饮食等完全可以自理，但需要提供家务服务
需支援 2	同"需支援 1"，但希望维持和改善身心状态
需介护 1	排泄与饮食等几乎可以自理，但起立等动作需要帮助，也需要家务服务

续表

照护等级	照护等级认定标准
需介护2	排泄与饮食、起立与走动等几乎无法自理，全部家务都需要帮助
需介护3	排泄与饮食、起立与家务等完全无法自理，也无法自行走动
需介护4	排泄与饮食、起立与家务等完全无法自理，也无法自行走动，有问题行为，理解力丧失
需介护5	排泄与饮食、起立与家务等完全无法自理，完全丧失走动功能，有问题行为，理解力丧失

资料来源：根据日本厚生劳动省 2011 年颁布的《厚生劳动白皮书》整理

注：日语中的"介护"一词一般具有看护、照护的含义，主要表现在老年人因失能导致的日常生活难以自理时，对老年人提供身体照护和家庭服务的行为

基于被保险人的照护等级，照护服务机构会提供相应服务内容。在日本，长期照护服务的提供主要有三种方式，分别是居家照护、机构照护和社区照护。三种方式对应的照护服务项目及其内容见表 6-4。

表 6-4　日本照护保险的服务项目及其内容

照护方式	照护服务项目	照护服务内容
居家照护	入户照护	由家庭照护人员提供日常生活方面的帮助
	服务中心照护	白天接受娱乐活动、洗澡等照护服务
	机能训练	在医疗、保健机构等接受恢复训练、洗澡等服务
	在外短期逗留	由于家人有事，照护机构可以向老年人提供短期的服务
	入户洗澡服务	流动洗澡可上门为老年人提供服务
	入户机能恢复训练	照护人员进入老年人家中提供身体机能恢复训练服务
	入户看护	由专业的照护人员入户提供专业的照护服务
	入户疗养指导	由医生等专业人员入户提供疗养方面的指导
	福利工具的帮助	照护机构可以借出或者帮助老年人购买轮椅、床具等
	住宅改造	对接受照护人的住宅适当改造，如安装扶手、台阶等
机构照护	利用福利设施为老年人提供保健服务	主要面向病情比较稳定的老年人，无须住院却需要照护，通过医疗福利设施来达到恢复机能的效果
	为老年人提供照护保健的全面服务	主要是面向身体和精神状况不理想的老年人，随时为老年人提供照护保健和医疗方面的服务
	运用医疗设施为老年人提供医疗照护	主要面向长期疗养的患者，为失能老年人提供长期的医疗照护
	痴呆高龄老年人机构照护	对痴呆的高龄老年人提供集体机构照护
	收费养老院的照护	向缴费的老年人提供机构照护服务

续表

照护方式	照护服务项目	照护服务内容
社区照护	小规模多功能型居家照护	在家庭或社区中为老年人提供日间照护服务与身体技能恢复训练服务
	夜间上门照护服务	定期或临时为老年人提供上门照护服务
	定期巡护看护服务	一天多次定期或临时为老年人提供照护与看护服务
	认知症集体照护服务	为认知症患者群体提供专门的照护场所并提供生活照护与康复服务
	认知症通所照护服务	带认知症患者到照护机构进行日常生活照护与康复活动
	社区特定设施入住者生活照顾	在特定的社区照护机构为照护需求者提供日常生活照顾与康复服务
	社区照护服务设施服务	为社区内照护需求者提供多种照护服务设施
	混合型服务	将短期机构入住服务、上门照护服务与巡护看护服务相结合，在家庭或社区里为照护需求者提供全方位的照护服务

资料来源：根据2015年（平成27年）日本厚生劳动省发布的《公共介护保险制度的现状及今后的任务》整理

（三）筹资与补偿

日本长期照护保险的筹资主要来自三个部分，40~64 岁的人群由政府承担 50%，个人和单位共同承担 50%；65 岁及以上的政府和个人各承担 50%。政府承担的 50%部分，由中央政府、都道府县、市町村分别按比例承担（施巍巍，2010）。最初中央政府负担 25%，都道府县负担 12.5%，市町村负担 12.5%，2005 年以后调整为中央政府 20%，都道府县 17.5%，市町村为 12.5%（周加艳和沈勤，2017）。2005 年，第一类参保人保险费的征收根据收入水平的不同，被划分为 6 个档次（张萱，2010），其中 1~3 档为低收入者，政府规定了相对应的减免标准，具体见表 6-5。对于第二类参保人，其按参保人数比例进行缴费（周加艳和沈勤，2017）。其后，在 2014 年长期照护保险改革中，下调了第一类参保人中低收入者的负担系数，将第一类参保人中高收入者的自付比例上调至 20%；在 2017 年长期照护保险改革中，又进一步将第一类参保人中高收入者的自付比例上调至 30%，同时将第二类参保人改为按照总工资比例征收保费，以避免既往按参保人数比例征费而导致的工资收入低者负担过重、工资收入高者负担较轻的不公平现象（周加艳和沈勤，2017）。此外，由于第一类参保人对长期照护保险有着更大的需求，为了简化缴费手续、防止漏缴现象出现，对于其中养老金在一定金额以上的，如老龄退职年金给付在 18 万日元/月以上的，保险费用直接从养老金中扣除，这部分人约占 80%；其他人则由市町村征收保费（谢蔼，2001）。

表 6-5 第一类参保人保险费缴纳标准

收入等级	对象	缴费标准	全国平均保费/日元	减免标准	全国平均减免额度/日元	可能收益人群比例（参考）
第一等级	接受生活保护的老年人；属于市町村民税的免税家庭且享受老年福利年金的老年人	基准额×0.5	1 398	基准额×0.5	1 398	2.7%
第二等级	属于市町村民税的免税家庭，且年金收入低于 80 万日元的老年人	基准额×0.5	1 398	基准额×0.5	1 398	17.0%
第三等级	属于市町村民税的免税家庭但不属于第二等级的老年人	基准额×0.75	2 097	基准额×0.25	699	13.2%
第四等级	市町村民税免税个人	基准额×1	2 796	0	0	30.2%
第五等级	本人缴纳市町村民税且年总收入低于 190 万日元	基准额×1.25	3 495	0	0	21.1%
第六等级	本人缴纳市町村民税且年总收入超过 190 万日元	基准额×1.5	4 194	0	0	15.8%

资料来源：根据日本长期照护保险官方网站的公开文件整理所得

日本照护保险给付主要包括两个类型：介护给付和支援给付（高春兰和班娟，2013）。介护给付是针对需要长期照护的状态，由于疾病或其他意外状况导致日常活动能力部分或全部丧失，不能自理，超过厚生劳动省规定的正常情形的患病期间，符合需要长期照护的状态。支援给付是针对需要照护的临界状态，所患疾病期限已经超过了正常的患病期限，虽未达到需要照护状态，但为避免活动能力的丧失，对适当的照护费用进行赔付。第一类参保者有照护需求的，可在评估等级后接受照护，个人只承担照护费用的 10%，其他由保险给付。从 2015 年 8 月份开始，收入水平在一定标准之上的服务使用者需要支付 20%的服务费用（周晶，2017）。此外，服务机构照护的参保者还需自行承担伙食费、生活费等费用。当第二类参保者因患有特定疾病需要照护时，照护保险提供照护服务，如因身体失能需要长期照护则由其他福利计划提供。

由于担心长期照护需求者及其家庭过分看重现金补贴而忽视照护服务的利用，日本长期照护保险的补偿方式以实物给付为主，即直接向被保险人提供照护服务，现金给付所占比例较小。但是，顾虑到很多家庭利用长期照护保险制度的积极性较低，日本国会又对该法案做了相应修改，规定对于未利用长期照护保险制度而由家庭成员进行照护的老年人，其家庭成员每年可领取一定数额的现金补助。表 6-6 为日本居家照护最高补偿额标准。

表 6-6 居家照护最高补偿额标准

照护等级	最高补偿限额/（单位/月）
需支援 1	4 970
需支援 2	10 400

续表

照护等级	最高补偿限额/（单位/月）
需介护1	16 580
需介护2	19 480
需介护3	26 750
需介护4	30 600
需介护5	35 830

注：1 单位为 10 日元到 11.26 日元不等（根据地区和服务类型而定）

资料来源：http://www.mhlw.go.jp/english/wp/wp-hw6/dl/10e.pdf

（四）监管体系

在日本，长期照护体系的运营、长期照护保险制度的具体实施主要由市町村政府相关部门负责，中央政府和都道府县主要提供资金支持。具体职责分工如下：中央政府负责制定政策，包括发布详细的标准，并对地方项目开展积极的监督。都道府县为服务提供者发放许可证，并开展检查工作。市町村政府计划和管理长期照护保险项目，包括管理被保险者、办理申请手续、征收保险费、决定必要的照护服务等，同时还负责对照护机构在实体设施、人员配置水平、财务管理和报告准确度等方面开展检查。

在日本，照护需求申请者的初次资格评定由照护管理者负责，最终资格评定由专家委员会执行。日本对于照护管理者有着严格的要求，首先，需要具备一定工作经验（专业人士需要有五年以上的工作经验，非专业人士需要十年以上的照护服务经验）；其次，需要通过统一的地区一级的资格考试，资格考试合格以后参与一定时长的从业训练，直至获得照护管理者资格证书。

日本长期照护保险有严格的资格认定标准，专门的照护保险调查委员会到申请人家中对其进行如视力、行走能力、如厕能力等项目的逐一调查，再利用特定软件来推算出照护等级，计算结果能够通过日本"照护认定审核会"审查的，将对其按照不同的照护等级来制定不同时间的照护服务和照护内容（张星，2010）。

长期照护服务具体的申请程序分为四步（许佳，2013）。第一步，有长期照护服务需求的老年人或其家属向市町村政府提出服务申请；第二步，针对申请人的要求，市町村行政机关派调查员到申请人家中做调查，照护认定审查委员会根据调查结果，做出级别判定；第三步，专业照护人员根据判定的级别帮助申请人制订服务计划，以1周或1个月为单位；第四步，照护服务计划实施半年后，根据申请者的身体健康变化，重新评估并调整服务项目。

1987年日本政府颁布《社会福祉士及介护福祉士法》，对照护从业人员制定了严格的上岗资格考试制度。介护福祉士及社会福祉士分别为日本的两类照护服务人员。介护福祉士是指应用专业性知识和技术，对自理能力障碍者实施照护，并且对其本人和照护者进行有关照护技能的指导。在日本，介护福祉士的申请者需要接受两年以上或 1 800 小时以上的涉及人与社会、护理以及人体和心理三个方面领域的专业教育，并具备 3 年以上的实际工作经验，才能参加介护福祉士的资格认证考试。社会福祉士主要负责为自理能力障碍者提供相关的咨询与指导服务，并与其他专业性人员进行联络与调整。社会福祉士必须接受两年以上的正规学习，上岗前也需要通过相应职业资格考试并获得资格证书（刘晓雪，2015）。

同时，日本政府还采取各种措施促进养老服务人才队伍的稳定，如设立"照护员待遇改善补助金"，由国家预算直接补贴照护员或对改善照护员劳动环境的单位给予奖励；保障养老服务从业人员的培训发展权益，要求养老服务行业的企事业单位必须为员工提供多种培训和职业规划等。

三、韩国的长期照护服务

（一）起源与发展

韩国开始步入老龄化社会后，为了解决老年人长期照护问题，减轻家庭照护负担，政府开始为老年人的长期照护做中长期规划。1999年10月，《老年人保健福祉中长期发展规划》中正式提出长期照护的相关政策议题。2000 年开始，韩国政府保健福利部开始着手研讨长期照护的现实需求以及未来发展趋势。2001 年 9 月，韩国政府设立老年人保健福利委员会，进入立法程序。2003 年 3 月，韩国保健福利部设立"公共化老年人长期照护保障促进企划团"，于 2004 年 2 月提交了关于公共化老年人照护保障体系的最终报告，并于同年 8 月公布《老年人照护保障体系试行案》。2005 年 7 月至 2008 年 6 月，韩国政府分三阶段进行了试点工作，逐步扩大保险给付对象和适用地区。2008 年 7 月韩国正式实施《老年人长期照护保险法》，正式实施长期照护保险制度，与国民医疗保险捆绑、强制全民参保。2013 年 7 月对该法进行了修订，降低了等级判定分数。2014 年 7 月再次进行修订。修订后，照护等级由原来的 3 个扩展为 5 个（田杨，2014）。

（二）长期照护服务方式及内容

韩国老年人申请入住养老院前，必须经过政府部门指定的专业机构（等级判定委员会）进行分级认证，具体包括有关身体技能、认知技能、行动变化、疾病处理和康复 5 大部分，共 52 项标准及 36 项二级自理能力测试，以此来确定申请人需要的照护等级，具体长期照护等级划分及判定标准如表 6-7 所示。

表 6-7 韩国长期照护等级划分及判定标准

照护等级	照护等级说明	判定标准
1级	终日躺在床上，无法行动，提供 ADL 方面 6 项以上的完全帮助	95 分以上
2级	依靠轮椅维持日常生活，需要提供 ADL 方面 5 项以上的部分帮助	75~95 分
3级	使用步行辅助器等移动，有他人陪同才能外出活动，需要提供刷牙、洗漱等 ADL 方面 3 项以上的部分帮助	60~75 分
4级	身心机能障碍，日常生活需要别人的帮助	51~60 分
5级	轻度失智患者（只限定老年疾病患者）	45~51 分

资料来源：陈诚诚. 韩国长期照护保险制度概览. 中国医疗保险，2017，（7）：67-70

　　韩国长期照护服务的提供包括居家照护和机构照护，且以居家养老为主、机构养老为辅。一级为生活不能自理的失能老年人；二级为生活自理存在一些困难的部分失能老年人；三级为基本生活能够自理的老年人。认证为一级的老年人是入住养老院的首选人员；二级为候补人员；三级的则应居家养老或由社区托老所监管。依据照护对象被评定的等级，提供的相应服务如表 6-8 所示。

表 6-8 韩国长期照护服务内容

照护类型	照护服务项目	服务内容
居家照护	家务资料	由照护师或看护士提供的帮助就餐、上厕所、洗脸、洗澡、聊天、外出同行、看护服务、打扫卫生等
	访问洗漱	准备洗漱工具，访问老年人，提供服务
	访问看护	得到医生指示的护士访问老年人，提供医疗服务
	昼夜间保护	在一天中的一定时间段内，利用昼夜保护设施提供的照护服务
	短期保护	进入短期保护机构接受照护服务
机构照护	老年人疗养机构	提供长期的照护服务，帮助恢复老年人的身体机能
	老年人团体之家	为失独老年人提供共同生活的空间

资料来源：金辰沫，叶克林. 韩国老龄化与养老保障制度. 学海，2008，（4）：194-201

（三）筹资与补偿

　　韩国长期照护保险的保险费按照健康保险费乘以照护保险费率进行计算，照护保险费率由长期照护委员会审议后以总统令方式公布。照护保险费率由 2008 年的 4.05%（约占收入的 0.2%）提高到 2009 年的 4.78%，2010 年进一步上升至 6.55%，且这一费率水平持续到 2016 年（雷晓康和冯雅茹，2016）。在职人员的照护保险费率由雇主和个人各承担 50%，自营业者的保险费用由个人全额负担。国民健康保险公团将照护保险费纳入健康保险费里一起征收，但征收后独立核算管理（黄佳豪，2016）。

　　在利用长期照护服务时，个人还承担部分自付费用，如接受居家照护时承担 15%或接受机构照护时承担 20%，其余从保险费支出（田杨，2014）。低收入者可以减少50%的负担比例，享受国民基本生活保障者个人不必承担费用。

　　韩国长期照护保险政策的补偿方式包括实物给付与现金给付。其中实物给付是主要的补偿方式，包括居家照护服务给付和机构照护服务给付。居家照护服务提供日夜照护、短期照护、居家淋浴和疗养及福利用具的出租、出售等内容。机构照护服务给付包括提供疗养设施和老年人疗养共同生活家庭（指不多于 9 位老年人所居住的集体公寓）。被判定为同一照护等级的老年人，需要机构照护时，入院的先后顺序要依据老年人的经济状况而定，经济条件好的要让位于经济条件比较困难的老年人，从而确保将有限的资源运用到服务需求最为迫切的老年人身上。

　　韩国长期照护的现金补偿方式被称为特别现金给付，适于以下三种情况：一是居住在偏远地区附近未设照护机构的照护需求者，由于其无法享受到政府直接提供的照护服务，不得已由其家属或亲友等负责照护，因此其可以获得一定现金补贴；二是未在指定照护机构（如养老院、残疾人福利设施等）接受服务的老年人，可以获取一定的特别照护费；三是照护对象在老年专业医疗机构住院时，保险公司也可以为其支付一定的照护费（李强，2015）。

　　韩国长期照护保险待遇给付方面，并不是由被照护者直接申请照护保险金给付，而是由照护服务机构向国民健康保险公团提出保险给付请求。国民健康保险公团根据长期照护委员会的审议结果及相应照护费用计算标准向照护服务机构支付相关费用。具体照护保险金给付额，依据照护等级和入住照护机构类别而异，具体见表6-9。

表 6-9　韩国长期照护保险给付标准

照护类别	照护等级	支付上限标准/（韩元/月）
居家照护	一级	975 120
	二级	796 260
	三级	707 480
机构照护	一级	40 850
	二级	37 610
	三级	31 890
特别现金津贴	一级	150 000
	二级	120 000
	三级	110 000
疗养医院	—	200 000

资料来源：陶建国. 韩国老人长期看护保险法评介. 保险研究，2009，（2）：100-104

（四）监管体系

韩国长期照护的具体工作由国民健康保险公团负责管理和实施。该公团是韩国专门的社会医疗保险机构，在全国各地设有分部。国民健康保险公团承担着管理被保险人、收取保费、照护对象的认定与评估、提供服务和信息等职责。韩国保健福利部则负责指导并监督国民健康保险公团及照护机构的长期照护相关工作。

韩国长期照护的资格评定由等级判定委员会来执行，该委员会以地区单位（市、郡、区）进行设立，人数控制在 15 人以内且必须有 1 人是医师或中医（李强，2015）。

在韩国，照护师必须通过国家照护师资格考试并获得相应证书。不同等级的照护师能够提供的照护服务种类有所差异，有必须按规定完成的培训时间与培训内容，具体见表 6-10。

表 6-10　韩国长期照护师规定培训时间及内容

照护师等级	培训时间	理论讲座	实习	现场实习	服务种类
1 级	240 小时（2 个月）	80 小时	80 小时	80 小时	重症老年人身体活动方面的所有服务
2 级	120 小时（1 个月）	40 小时	40 小时	40 小时	轻症老年人身体活动及家务服务

资料来源：韩国保健福祉部

第三节　商业保险筹资的长期照护服务典型经验

随着各国人口老龄化问题日渐凸显，为了控制长期照护所带来的社会风险，坚持自由主义市场化的国家围绕其商业保险制度形成了基于商业保险筹资的老年人长期照护服务模式。实行商业长期照护保险制度模式的典型代表国家有美国和法国。

其中值得注意的是，虽然法国商业长期照护保险的覆盖率在 OECD 国家中是最高的，但是其长期照护服务制度不能算作是完全意义上的商业保险筹资模式。

一、美国的长期照护服务

（一）起源与发展

20 世纪 50 年代，美国的老年人口比例已经达到了 8.1%（孙祺宇，2017），正式步入老龄化国家行列，医疗机构承担不断加剧的老年人照护服务已经使美国医疗机构在人力和费用两个方面不堪重负。1965 年美国出台《老年人法》，规定联邦政府和州政府共同承担为老年人提供社会服务的责任。同年，美国建立了两大医疗保障计划——医疗照顾计划和医疗救助计划。但医疗照顾计划仅在两种情况下支付照护院内的照护服务：一是支付临终关怀以及在生病或受伤后需要短期照护的情况；二是老年人所参加的保险计划中与有关照护院签订了服务付费合同。医疗照顾计划不支付持续照料的退休老年人社区辅助生活的长期照护服务费用[①]。医疗救助计划为符合条件的贫困人群与残疾人群提供相关帮助，可以用于支付长期照护服务费用，由于经济发展水平不同，具体支付比例由各个州自行设置。

虽然这两种计划为长期照护体系发展提供了一定的资金保障，但无法满足失能老年人群日益增加的长期照护服务需求，且私营保险公司的医疗保险也未将长期照护纳入报销责任范围之内。在这种情况下，各种商业长期照护保险开始蓬勃发展起来。1975 年，第一代商业长期照护保险产品正式售出（李强，2015）。起初，最先推出的长期照护保险范围仅涵盖机构照护的费用，直至1985年，涵盖居家照护费用的长期照护保险才真正兴起（李强，2015）。

长期照护保险诞生之初，由于报销比例有限，未受到照护需求者的广泛青睐，为扩大长期照护保险的覆盖面，美国政府出台了一系列优惠政策。1986 年，《长期照护保险示范法》出台，该法案规定了商业长期照护保险参保人享有的权利及最低待遇给付标准（孙祺宇，2017）。1996 年，美国颁布了《联邦健康保险可转移及说明责任法案》用以鼓励商业照护保险的发展，提出对商业长期照护保险购买团体和个人提供一定税收优惠，以进一步激励国民参保（王迪，2014）。20 世纪 90 年代，由于老年慢性病患者人数的不断攀升，连续的长期照护日益得到重视，且出于降低医疗照护成本、减轻财政压力的需要，社区照护服务受到政府的积极推崇。

在不断发展过程中，美国建立起了以商业保险为核心，以慈善组织、宗教组织，甚至个人赞助为强有力的支持，以社区机构、非营利机构、志愿团体为强大后盾的长期照护服务体系（党俊武，2009）。

（二）长期照护服务方式及内容

美国的长期照护服务涵盖范围广泛，照护服务的内容包括预防、诊断等具有治疗性质的照护服务和家庭照护等不具有治疗性质的照护服务（姚海明，2006），包括日常生活照料服务、康复照护服务、心理服务、居住服务、看护服务、喘息照护服务和临终关怀服务等，能够满足失能老年人的生理需求、情感需求和社会活动需求。其中居住服务是指为老年人提供住房；看护服务是指为老年

---

① U.S. Department of Health and Human Services. Coverage Limits of Long-term care Offered by Health Insurance.

人提供全天候的监护服务；喘息照护服务是指为缓解照护者精神和身体压力，为失能老年人提供临时性替代照护；临终关怀服务是指为已经失去医疗价值的生命垂危老年人提供持续性生活照护、舒缓病痛不适等服务。

在美国，社区照护和机构照护是美国主要的长期照护服务方式（丁一，2014）。社区照护涵盖居家照护、成人日间照护、成人养育照护、连续性退休照护等服务输送方式。选择社区照护的失能老年人既可以在家接受照护机构专门人员提供的专业性照护服务，也可在社区接受日间照护。美国的家庭照护员制度对推进社区照护模式的发展起到一定作用。家庭照护员的主要职责是为居住在家或照护中心的老年人提供照顾服务。与此同时，美国长期照护保险对于选择社区照护方式的参保人也有更为优惠的待遇给付，进一步促进了社区照护的快速发展。

按照是否需要医疗照护，可将美国的照护机构划分为四种类型，分别是技术性照护机构、中级照护机构、一般照护机构和混合型照护机构。具体见表6-11。

表 6-11   美国长期照护机构及其收养对象

照护机构类型	收养对象
技术性照护型	主要收养需要 24 小时医疗技术照护，但是又不需要医院提供经常性医疗服务的老年人
中级照护型	主要收养没有严重疾病，需要 24 小时监护和照护，但是又不需要医疗技术照护的老年人
一般照护型	主要收养能够自理的老年人，为他们提供膳食等日常生活服务，无须提供医疗和照护服务
混合型	兼具以上两种或三种机构的服务功能

资料来源：丁一. 我国失能老人长期照护模式构建研究. 首都经济贸易大学博士学位论文，2014

（三）筹资与补偿

美国长期照护体系的资金筹措来源包括医疗照顾计划和医疗救助计划中的拨付款，以及商业长期照护保险参保人的缴费。

美国医疗照顾计划分为 Part A（住院保险）和 Part B（补充医疗保险）两部分。其中，Part A 的资金一部分来源于联邦政府，一部分来源于薪金税，由雇主和雇员各承担 1.45%，自谋职业者需承担全部的 2.9%；Part B 则由老年人自愿参保，但政府会对其保险费用给予大量税收补贴（贾清显，2010）。医疗照顾计划仅为专业照护费用提供数额有限的津贴，非专业照护费用和监护照护费用除外。专业照护费用最多承担 100 天的，其中前 20 天发生的费用可全部给付，为了减少道德风险，后 80 天的费用需适当扣除。医疗救助计划的资金由联邦政府和州政府共同承担，联邦政府承担 55%，州政府出资 45%，且仅承担部分长期照护费用（龙静，2016）。据美国国会预算办公室统计数据，在美国政府提供的长期照护保障支出中，医疗照顾计划和医疗救助计划占据了支出总额的绝大部分（冯麒婷，2012）。

　　美国商业长期照护保险费率的确定，以投保人投保时的年龄为计算依据，投保时的年龄越大则收取的保险费用越高。同时，具体的收取费额还会参考被保人的身体状况、既往病史、选择的给付期和保险责任等因素。美国各家保险公司针对长期照护保险制定的费率标准并不统一，由于该保险的商业性质，保险公司在保单的更新环节中可以对保险费率进行调整。但有规定对同等情况的被保人不能区别对待。

　　按照制度规定，长期照护保险承担投保人接受超过一年的照护服务所产生的费用，具体赔付标准则根据投保人的自身状况、选择的赔付方式和保险的具体品种来决定。在美国，被保险人除在医院进行急性病治疗以外的任何地方接受个人照护服务所产生的照护费用，长期照护保险均予以补偿（韦公远，2006）。保险公司对长期照护保险参保人的补偿方式包括两种：一种是定额给付型，根据保单中规定的照护服务项目最高补偿金额给付，与发生的实际费用无关；另一种是费用补偿型，根据选择的服务方式是居家照护还是机构照护来补贴费用，接受居家照护的费用补偿高于机构照护的费用补偿。

　　长期照护保险给付金额与最高支付额的大小、支付期的长短、等待期的长短紧密相关。其中，最高支付额是供被保人在签订保单时自由选择的每日支付最高限额，可从低于50美元到300美元或更高之间进行选择（贾清显，2010）。支付期是指保险公司履行保险责任的年限，由被保人自由选择，可以是一年、数年或终生。等待期是指保险公司在履行对被保人支付保险金义务之前的天数，选择范围在20天至180天之间（周芳，1998）。只有在支付期内，且超出等待期之后，被保人所发生的照护费用才能得到相应补偿。据统计，2017年美国长期照护保险支付额达到平均每人2 207美元[1]。

（四）监管体系

　　美国构建了全方位的长期照护监管体系，对长期照护服务的评估与监督主体不仅包括政府行政部门还纳入了消费者组织。其中，联邦的长期照护服务事务由美国卫生部承担，各州的卫生部门则负责长期照护服务机构的资格审查，消费者组织为保险公司制订长期照护保险方案提供合理建议。所有长期照护服务机构均需执行标准化的报告制度及准入评估制度。

　　长期照护服务的质量指标由美国医疗保险和医疗救助中心共同制定。依据相关质量指标，长期照护服务检查信息中心协同照护机构入住者共同监督与评估长期照护服务的质量，并将照护机构的评估结果进行公布（李朝静，2013）。特别值得一提的是，美国法律规定的一项特殊制度——长期照护监察员制度。长期照

---

[1] U.S. Department of Health and Human Services. Long-term Care Insurance Costs.

护监察员是在技术之家、住宿照护之家等照护机构入住的老年人的保护人，他们会对机构照护人员提供的照护服务进行监督检查，确保老年人享有优质的照护服务。长期照护监察员制度是每个州都必须强制实行的。

美国商业长期照护保险公司会依据长期照护评估团队对参保人长期照护需求的评估来提供相应照护服务。按照日常生活活动能力中的 6 个维度：洗澡、穿衣服、进食、上厕所、移动和控制力，参保人至少有其中两项存在障碍，或遭遇严重认知障碍时，即被评定为长期照护保险的赔付人（李晓鹤，2015；贾清显，2010）。此外，长期照护保险公司还会参考医生对参保人的病情认定及参保人的住院治疗记录。

美国长期照护评估团队由内科医生、照护实践医师、注册护士、助理护士、生活技能康复治疗师、语言康复治疗师、药剂师、营养师、牧师等人员构成（高和，2012）。照护从业人员的准入规范由护士认证中心制定并发布，以确保照护服务提供的质量和水平。据美国护士协会相关规定，从事老年照护的护士必须取得与照护学专业相关的学士及以上学历，从事社区照护的护士必须取得与照护学专业相关的硕士及以上学历。除了对专业和学历有严格要求之外，美国更加注重培养照护从业人员的实践能力，规定凡取得高级老年照护护士资格的人必须兼备专业学历和实践能力。

对于照护人员的培养培训有两个代表性的机构，一是由美国护士协会设立的老年照护专业小组，二是美国老年照护分会。美国的老年照护教育包括通识教育和专科教育，本科学历层次的主要接受通识教育的课程内容，而硕士及以上学历的需要进一步接受专科教育。21 世纪初，美国联邦医疗保险及救助服务基金会制定了 10 项旨在激励长期照护人员补充、保留与成长的计划（李蹊，2017），对于长期照护服务行业的健康发展起到极大作用。2008 年，美国护士认证中心进一步强化了老年照护人员的准入规范。

二、法国的长期照护服务

（一）起源与发展

严格地说，法国还没有实施真正意义上的长期照护社会保险（戴卫东，2016）。目前，法国老年人在家庭和疗养院接受照护服务的费用主要是通过医疗社会保险来支付的。从立法角度看，法国至今还没有出台关于长期照护社会保险的法律法规。然而 21 世纪初，法国 60 岁以上的老年人比例达到 20%，据相关预测，法国老龄人口 2050 年将上升到 2 200 万人，届时将有 1/3 为老龄人口（殷俊和李晓鹤，2015）。面对急剧增长的老龄化带来的长期照护风险，法国吸取了西方福利国家的经验教训，以混合福利为指导思想，强调政府和市场在社会政策中共同发挥作用，构建了结合照护津贴、健康保险以及商业照护保险的混合长期照护服务模式。

法国于 1997 年 1 月 24 日通过了法案，确立了"依赖性特别补助金"。2001年 7 月，用"个人化资助补助金"取代了 1997 年的"依赖性特别补助金"，补贴对象为所有居住在法国、年龄为 60 岁及以上，并且无法承担因其精神或身体自理能力缺乏或丧失而有照护需求的老年人。2004 年，旨在为"个人化资助补助金"提供更多资金支持，政府建立了国家自治团结基金会（殷俊和李晓鹤，2015）。

尽管有上述津贴，但法国人为了应对老年人照护的费用负担，会自行购买商业性的长期照护保险用于规避永久性失能导致的经济风险。因此，法国成为OECD 国家中商业医疗保险覆盖率最高的国家，达到了 15%（张盈华，2013）。

（二）长期照护服务方式及内容

法国对于长期照护服务受益者的评估是基于其全国范围内统一的失能等级评定标准。该标准是依据基本 ADL 和 IADL 划定得出，失能状态包括身体功能障碍和精神障碍两个方面。按照依赖程度高低分为 6 个等级（殷俊和李晓鹤，2015），具体内容见表6-12。依赖程度最高的等级为 1 级，评级为 1～4 级的失能老年人可以得到政府补助金，通过加入援助计划（提供人力或技术帮助等）以及向住在托管机构的老年人支付部分托管费用使失能老年人受益。针对评级为 5～6级的老年人，制定了三级预防措施（张涛和罗昊宇，2018）：第一级为享受退休生活的信息和建议，第二级是以良好状态变老为主题的机体预防措施项目，第三级为弱势老年人提供居家医养结合服务（包括服务人员上门照护、为居所提供技术帮助、为老年人提供社会生活帮助等），以维持老年人的自理能力，医养结合服务延伸至家庭和社区。

表 6-12　照护依赖等级评定标准

依赖等级	评定标准
1 级	卧床或依赖轮椅行动，严重精神错乱，需要不间断的个人看护
2 级	卧床或依赖轮椅行动，没有完全失去意识，但大部分日常起居活动需要别人援助；或严重精神错乱，但大部分情况下可以自己走动
3 级	精神有障碍，个人完成日常起居活动有限，一天需要若干次援助，大部分不能独立如厕
4 级	可以自己吃饭，但是不能独立起床，起床后可以在室内活动；或可以自己走动，但需要帮助进食和协助肢体活动
5 级	可以独立完成走动、进食和穿衣服活动，偶尔需要帮助洗漱做饭和做家务
6 级	可以独立完成日常起居活动

资料来源：殷俊, 李晓鹤. 法国长期照护津贴制度分析与经验借鉴. 保险研究, 2015, （11）: 86-94

按照被照护者照护需求，长期照护内容可分为以下三种：一是在医生指导下，由专业人员提供医疗服务和具有治疗性质的专业照护；二是非医疗性质的，仅需为病人提供日常生活帮助的日常照护；三是介于前两种类型之间，无须专业人员 24 小时看护、非连续性的中级照护。第一种类型是全日制的特别照护，后两种类型是非全日制的一般照护。

居家照护保险的保险责任一般包括三种照护类型，即专业家庭照护、日常家庭照护和中级家庭照护。专业家庭照护提供医疗服务，由专业医生负责；日常家庭照护以提供个人照护为主，如协助洗澡、穿衣服、吃饭及其他日常生活帮助；中级家庭照护则介于两者之间，为那些不需要专业医务人员全日看护的病人而设，但看护时间显然比专业照护时间更长。

养老机构主要接收没有亲人照护、健康状况欠佳又不愿住进医院的老年人。除为其提供照护服务，还可以提供一般性医疗服务，当需要转诊至医疗机构治疗时，通过已建立的转诊体系，保证病人得到及时有效的治疗。

（三）筹资与补偿

法国长期照护资金筹措来源包括商业照护保险、照护津贴及健康保险。

长期商业照护保险是典型的完全由雇员缴纳的保险，一般雇主不负责缴费，只是通过工作机构为雇员购买团体保险的保单会比个人购买保单优惠一些。长期商业照护保险的费率与工资无关，但是年龄、健康状况、保险给付期、等待期等是决定保险费率的重要因素。一般而言，投保人年龄越大，健康状况越差，保费越高。在同等条件下，等待期越长，最高支付额越低，则所需缴纳的保费越低。

长期照护津贴的筹资责任由中央政府和地方政府共同承担，实行多方筹资机制。中央政府通过一般税和社会保障税为长期照护津贴提供资金支持，另外，中央政府建立的国家自治团结基金会也提供部分资金给长期照护津贴（林宝，2015），其基金来自雇主和雇员的健康保险缴费以及税收，雇员缴纳个人工资的 6.8%，雇主缴纳雇员工资的 12.8%（Joël et al.，2010）。

长期照护商业保险给付的方式是现金。与美国商业长期照护保险的现金补助模式不同（对经评估判定为自理能力障碍者按保险合同进行给付），法国的给付模式是仅对永久性失能者进行赔偿（倪赤丹，2017），即根据失能评估结果，对永久性失能者每月以固定年金的形式进行给付。

此外，法国还对特定人群制定了一系列税收减免政策（Joël et al.，2010；戴卫东，2016），如规定失能者雇人为其提供照护服务时，每年最多可以减免 10 000 欧元所得税；对于年龄达到 70 岁以上的失能者，在机构接受长期照护服务时，不但可以免除健康保险纳税，而且还可以每年减免最高额为 2 500 欧元的所得税；对于照料家庭成员的人，也有相应税收减免政策。

（四）监管体系

在法国，长期照护服务申请者的评定由专业的医疗社会机构（医生、护士和社会工作者）负责，经评估通过后，评估机构会给出相应的服务等级和津贴标准。

法国政府尤为注重对老年照护人才的培养和培训，对居家养老中的生活助手和家庭护工等职业赋以国家认证，列入国家专业文凭认证目录，由社会工作培训机构颁发文凭。生活助手需要接受长达 504 小时的培训，可以选择 9 个月的初始培训，也可以选择 12~36 个月的在职培训；家庭护工则需要接受 1 435 小时，即 41 周的培训，培训内容包括老年养老照护方面的理论知识和临床实践（张涛和罗昊宇，2018）。此外，法国的照护机构中有 14 万名全日制护士及护工，其中92%为女性[①]。

本 章 小 结

在全球许多已经进入老龄化的地区建立了相对完善的长期照护服务制度，包括体系构建、服务提供、筹资与补偿、监管模式等。按照政府在长期照护服务中所承担的责任和筹资的主要来源可将长期照护服务体系划分为三种：一是以英国、瑞典作为代表国家的税收支持普惠型长期照护模式；二是以德国、日本、韩国为代表国家的以长期照护社会保险为依托的互济模式，将长期照护从健康保险中独立出来作为独立的社会保险险种；三是以个人作为筹资主体的商业长期照护保险制度模式，典型代表国家为美国、法国，其照护服务供给交由市场完成。本章通过介绍典型地区的相关经验，旨在为建立我国的长期照护服务体系提供参考和借鉴。

---

① OECD. France long-term care. http://www.oecd.org/dataoecd/11/62/47902097.pdf，2011.

第七章 完善我国长期照护体系的设想

前面几个章节分别阐述了人口老龄化与老年人失能的研究背景、失能与长期照护服务的概念、内涵和影响因素等基本内容，并基于实证数据对失能规律与长期照护服务标准的关联展开了研究，且进一步对长期照护服务的费用构成、筹资测算及模式、补偿方式进行了梳理，对典型国家长期照护服务与管理经验进行了介绍。接着，本章将基于长期照护已有的理论和实践探索来思考未来我国长期照护体系的构建及策略设计。

第一节 长期照护体系构建的理论依据

一、老年人权利与社会福利

（一）核心观点及研究结论

2002 年，WHO 发布的《积极老龄化，一个政策框架》中提出了积极老龄化的理念，将应对老龄化的战略规划重点从"以需求为基础"（倾向于假定老年人是被动目标）转变为"以权利为基础"（世界卫生组织，2003）。这一战略转变承认了老年人享有的包括健康权在内的各项合法权利，体现出老年人的社会角色应从被动接受的供养对象转变过来，社会需要帮助老年人实现其享有的合法权益以帮助老年人更好地参与社会发展过程、共享社会发展成果。

对于失能失智老年人来说，获得长期照护服务是其基本权利，这种权利来源于老年人的健康权，目标是使老年人存在失能或面临失能风险时能保持其功能发挥，保证其作为人的自由和尊严。失能失智老年人的长期照护服务的实质是健康服务，是实现特殊群体老年人健康权的保障，应该作为国家保障老年人健康生活水平的制度性安排。

根据我国2018年修订的《中华人民共和国老年人权益保障法》，国家保障老年人依法享有的权益，老年人有享受从国家和社会获得物质帮助的权利，有享受社会服务和社会优待的权利。同时提出，积极应对人口老龄化是国家的一项长期战略任务，国家和社会应当采取措施，健全保障老年人权益的各项制度，逐步改善保障老年人生活、健康、安全及参与社会发展的条件，实现老有所养、老有所医、老有所为、老有所学、老有所乐。十九大报告也指出，积极应对人口老龄化，构建养老、孝老、敬老政策体系和社会环境，推进医养结合，加快老龄事业和产业发展（习近平，2017）。加快构建我国的长期照护体系是促进老年人照顾责任公共化，保障老年人社会福利的重要体现。

一个国家制度的选择和机构的建立取决于其社会和政治的价值取向，我国的社会主义制度决定了福利体系的社会化属性而非市场化属性，因此建立长期照护社会保障制度是必然的抉择。只有如此才能满足失能老年人的长期照护服务需要，实现保障失能老年人健康权利的目标。丁怡（2012）研究得出，长期照护是公民的一项基本权利，具有准公共物品的性质，政府应该作为主要的供给和服务主体，在长期照护体系构建中发挥主体作用。Herrick 和 Ainsworth（2000）也指出，老年人长期照护模式已经成为福利国家的一项补充性社会福利。

（二）对完善我国长期照护体系的启示

罗尔斯（1988）在正义论中强调对弱势者的关爱，他认为社会和经济的不平等只有在其结果能给社会每一个人，尤其是那些受惠最少的成员带来补偿利益时，它们才是正义的。老年人作为社会生活中的弱者，尤其是当他们因年老或疾病导致自理能力丧失后，更是处于绝对弱势的地位。因此，保障老年人享有长期照护服务是保护弱者健康权利、维护社会正义的价值体现；而构建我国的长期照护体系是实现老年人健康权利，从国家层面为保障老年人健康生活水平做出制度安排的重要体现。

我国社会福利发展正在由"补缺型"向"适度普惠型"转变（齐红芳，2012），与老年人相关的社会保障制度的受益群体逐渐由"三无"老人、残疾老人、孤寡老人等特殊老年群体扩大到全部老年人。这种转变对于扩大社会福利覆盖面、提高社会福利水平，并进一步促进社会发展和稳定、构建和谐社会具有重要意义。因此，为促进养老照护福利的社会化，向老年人群提供必要的养老照护福利，满足其养老照护需要，我国亟须构建覆盖全体老年人群的正式的长期照护体系。

二、福利多元化与供给互补

（一）核心观点及研究结论

在福利国家，由于发展福利事业所产生的高额财政支出致使出现国家危机。20世纪70年代，福利多元主义理论在解决"政府失灵"和"市场失灵"问题的背景下应运而生。福利多元主义主要指福利的资源供给来源除政府之外，也可以是家庭、市场、各类社会组织和民间团体等力量（彭华民和黄叶青，2006）。其平衡了不同利益主体之间福利供给的责任，为福利国家走出困境提供了理论范式。

针对福利的来源，学术界提出了三分法和四分法两种。三分法是指社会福利应由国家、市场、家庭三个部门联合起来，相互协调，相互补充，才能真正实现福利的最大化。四分法是在三分法的基础上对福利来源的进一步细化，即在国家、市场和家庭之外发展了社会组织作为福利的提供方，丰富了福利多元主义的理论内容。Andersson（1997）认为，社会福利包括四个方面：社会福利机构、养老院等公共部门提供的福利；家属、亲友、邻里等非正式部分提供的照料、帮助等；各种非政府组织、志愿组织等的功能发挥；企业等市场部分的功能发挥。

基于多元福利理论，既然长期照护服务是准公共产品，除了政府的供给外，还应调动多元主体，如家庭、社区、社会组织等的共同参与。人口流动、家庭小型化等导致家庭照顾功能、邻里及社区等互助功能逐渐弱化，国家和市场提供社会福利是对家庭、社区等功能的补充（彭华民，2012）。朱铭来和朱浩（2016）经分析得出，在长期照护服务方面，仅靠政府作为投资主体，将造成繁重的财政负担；而单纯依靠个人，市场将会失去功效，并且也无法改变经济状况较差的失能老年人照护服务获得性较差的情况。由此可见，长期照护服务的资源供给单纯依靠政府、市场、家庭、社区等中的任何一方都是存在缺陷的，必须联合多方力量以实现功能的最大化。

我国1996年通过的《中华人民共和国老年人权益保障法》提到，我国老年人以居家养老为基础，长期照护主要由赡养人承担。直到2012年对该法案进行修订时，新增"社会服务"一章，规定各级政府应当增加对养老服务的财政投入，并鼓励、扶持专业服务机构及其他组织和个人，为居家老年人提供生活照料等多种形式的服务。这也体现出我国顺应养老照护服务的社会化趋势，并从顶层设计上对养老照护体系进行了重新规划。

在对长期照护体系进行顶层设计时，需要明确多元福利的主体定位，特别是正式照护与非正式照护的关系。关于两者的关系，最初的学术观点认为正式照护与非正式照护是可以互相替代的，正式照护的介入会减少甚至取代非正式照护（Kemper，2003），即替代论。而Agree等（2005）的研究发现，对于认知障碍者，运用辅助技术的正式照护很难代替任何一种形式的非正式照护，从而否定了替代论的主张。现阶段，互补理论认为正式照护与非正式照护是互相补充的，即正式照护体系与非正式照护体系之间是一种分工合作与功能互补的关系，在其中任何一种体系功能发挥不足时，另一种体系应当适时介入（Matthews and Litwak，1986；Picone and Wilson，1999）。Sigureardóttir 等（2013）在互补理论和替代理论的基础上，进一步提出"扩展网络"的概念，认为不同的部门提供与自身特征恰好匹配的专属性服务时，这些服务不会产生重叠，说明在长期照护体系中，多元福利的主体应该以互补的形式来发挥各自的功能。

（二）对完善我国长期照护体系的启示

就我国实际而言，随着人口老龄化、高龄化进程不断加快，失能老年人数量的日趋庞大，使得对于长期照护服务的需求越来越迫切。而长期照护服务的提供不单单是老年人个体或家庭的责任，其所带来的巨大的社会资源消耗是一个需要全社会共同面对的公共问题，需要政府、市场、志愿组织、民间机构等多方力量共同参与并承担相应的责任。

从福利多元主义理论出发，构建以政府为主，市场、家庭和社会化组织等多元主体共同承担职责的正式的长期照护体系，是丰富老年人养老照护福利供给来源，充分发挥社会组织、社区等在长期照护服务中的重要作用，减轻个人、家庭和政府长期照护负担的重要体现。有利于促进养老照护服务的社会化，提升养老照护服务的质量和水平，更好地满足老年人的养老照护需要。

我国的传统思想观念使得老年人对家庭照护有着更高的需求意愿，非正式的居家照护仍居我国养老照护模式的主要地位。然而城镇化、人口迁移等进程加快，带来的家庭规模的"小型化"以及妇女劳动参与率增加导致我国家庭赡养功能不断弱化，非正式照护体系供给不足，迫切需要建立并发展正式长期照护体系以提供补充。已有研究也指出，正式的机构照护因其连续性、专业性和即时性的特点，使其成为实现优质照护的有效途径，对于部分或完全丧失自理能力的高龄老年人而言，机构照护发挥着不可替代的作用（李翌萱，2009）。因此，促进正式照护体系功能的有效发挥，不仅是对非正式照护的有力补充，也是提升长期照护服务水平，满足老年人多样化照护需要的重要保证。

互补理论提示，构建正式照护服务与非正式照护服务互补协调的长期照护体系符合我国发展的趋势。政府应当结合被照护者的身体状况，设计并建立长期照护制度，适时介入长期照护服务的提供，增加正式照护服务的供给，以对非正式照护起到补充和帮助作用，实现正式照护和非正式照护的分工合作与功能互补。

三、就地老化与社区照护

（一）核心观点及研究结论

就地老化（aging in place），是指长期照护的提供应尽可能地帮助自理能力障碍者留住在其熟悉的家庭或社区中，过独立自主的生活。对应长期照护的服务模式，"就地老化"即指以家庭照护为主的非正式照护方式。

在探索构建长期照护体系的实践中，国际上越来越多老龄化国家提倡实现老年人"就地老化"，重视发展家庭照护、社区照护的长期照护服务模式。究其原因，有以下几点：

其一，对于失能老年人来说，在自己熟悉的家庭或社区就近接受长期照护服务，既能满足其长期照护需求，又能不脱离原有的人际关系，即时享受到亲属、邻居和好友等提供的精神支持、情感关怀，这对于保持和促进失能老年人精神和情绪健康具有重要作用，也能够保证失能老年人的独立性，促进个人价值与人格尊严的实现。对于我国而言，受传统"孝"文化的影响，许多失能老年人往往更倾向于接受家庭成员的照护，而不愿意离开家庭接受其他方式的照护。张明锁和杜远征（2014）也指出，当前我国长期照护体系的发展更应当综合考虑失能老年人的实际照护需求，坚持家庭在失能老年人长期照护中的基础性、关键性作用，同时，也要注意将政府、养老机构、社区、社会志愿服务力量结合起来。

其二，如美国、英国、德国、日本、加拿大、瑞典与澳大利亚等老龄化国家，在人口老龄化带来的巨大压力下，一开始是大量建立专业化养老机构以满足老年人的照护服务需求，但过度机构化带来的照护质量下降与成本攀升等弊端日益凸显，各国政府由过度重视机构长期照护模式转变为发展家庭和社区长期照护模式，实现失能老年人"就地老化"（Lin and Prince，2016）。对于照护费用的有效控制是就地老化的一项显著优势。国外部分学者对于不同照护模式的费用支出水平进行了研究。Nielsen 等（1972）的研究表明，居家照护在整体上可以比机构照护节省1/9~1/3的费用。同样 Chappell 等（2004）的研究认为，无论从政府支付的角度或是同时考虑正式与非正式照护费用的角度，社区照护的支出都远远低于机构照护，即便以货币工资折算非正式照护者付出的时间和劳动，社区照护的成本仍然低于机构照护。

可以看出，实施就地老化，坚持社区照护在长期照护体系中的主体作用是顺应失能老年人养老照护意愿，控制长期照护费用支出，减轻家庭、政府养老照护经济负担的有效途径。

（二）对完善我国长期照护体系的启示

为了更好地顺应失能老年人的养老照护意愿，并控制长期照护费用支出，推进就地老化，发展以社区照护为主的长期照护体系是必要且有益的。目前我国以家庭照护为主的非正式照护和以机构照护为主的正式照护方式均存在明显不足，面对老年人极大的照护服务需求，迫切需要发展社区照护体系以补充家庭照护和机构照护的短缺。

就我国照护服务现状来看，建立健全正式的长期照护体系还需要一段时间。因此，推进就地老化，支持鼓励非正式照护服务模式的发展，同时加紧与其他正式照护服务模式的有机衔接，实现不同照护服务模式之间的功能互补，是我国未来老年人长期照护服务发展的方向。一方面，需要充分发挥政府的主导地位，进一步提高正式照护体系的服务能力和保障能力，以对非正式照护体系起到有力的补充作用；另一方面，应当对失能老年人的养老照护意愿和需求进行综合考虑，尽可能让失能老年人留住在其熟悉的社区中得到照护，充分发挥非正式照护体系在情感支持、精神慰藉上的特有功能。

目前，国内有些地方已经试点开展失能老年人家庭或社区就近照护服务，如上海市推出了"长者照护之家""睦邻互助点"等社区居家养老服务组织，这些组织一般采取小区嵌入式设置，辐射周边社区，能让老年人就近接受社区照护服务（罗娟等，2018）。此类就地长期照护服务可以在很大程度上满足失能老年人的照护需求意愿、减轻失能老年人家属的经济压力和精神负担，同时又能让失能老年人无须更换居住地点就近高效地接受专业化的照护服务。

四、连续照护与医养结合

（一）核心观点及研究结论

持续理论（Finchum and Weber，2000）认为，老年是早年生活的自然延续，而非是一个特定阶段。持续理论应用于长期照护体系中，表达的核心理念是使老年人能够长期居住在熟悉的环境中，并尽可能延续原本的生活形态和社会角色，无须更换居住地点，"一站式"接受包括生活照护、疾病诊治、康复护理及精神慰藉等多种连续性服务。

基于持续照护理念，美国形成了一种为老年人提供持续照护养老服务的专业机构——持续照护退休社区。这种养老机构能够针对老年人不同时期的健康状况和自理能力，提供从独立生活社区到专业护理院的连续性服务（彭小京，2018），强调老年人在健康状况和自理能力发生改变时，无须更换居住地点，仍然可以在熟悉的环境中享受到相应级别的专业养老照护服务。

在国内，也有不少学者认为应当为失能老年人提供从健康到疾病的连续性一体化长期照护服务。杨建军等（2012）通过对浙江省杭州市的部分失能老年人的访谈调查，并结合国内外养老服务发展的理论和实践经验，论证我国构建基于"持续照顾"理念、以长期照护系统为核心的养老设施体系；张娴等（2012）提出探索并实践针对社区失能老年人的"一体化长期照护模式"，为社区内的失能老年人提供养老、护老、终老的综合性、连续性一体化长期照护；赵向红（2012）提出建构和完善失能老年人的援助性服务体系，为失能老年人提供从健康到疾病的连续性服务，满足其多样化的服务需要，实现健康养老目标。可见，针对失能老年人的长期照护是一个较长阶段的持续性问题，在这阶段中随着失能程度和疾病情况的变化，老年人的长期照护服务需要也在发生变化，应针对其不同照护服务需要为其提供连续性照护服务。

失能老年人的健康特征决定了其所需要的长期照护服务是连续不断的，具有复杂性与差异性，既有对照护服务的需求，也有对医疗服务的需求（主要是针对失能程度或疾病情况较为严重的老年人）。单纯依靠养老机构难以满足大量医护需求，而医疗机构也无法为其提供长期住院服务，为应对这一挑战，医养结合的理念得以提出。

医养结合，即实现医疗资源与养老服务资源的有机整合，为老年人提供持续性照护服务（吴宏洛，2013），其理论基础来自连续照护理念。医养结合的长期照护服务模式则是指服务主体根据老年人身体健康及罹患疾病情况，向其提供集医疗、康复、护理于一体的持续性照护服务的养老方式。老年人失能程度和慢性疾病是不断发展变化的，将医疗服务与养老服务结合起来是有效整合医疗资源与养老资源，实现养老机构与医疗机构人员、物资等资源的优势互补，为老年人提供"一站式"连续性专业照护服务，满足老年人多元化医养服务需求的重要方式。

（二）对完善我国长期照护体系的启示

由于失能老年人失能程度和疾病情况的可变化性，其长期照护服务需求也有着多样性、变化性的特点，为切实满足其在不同阶段的照护服务需要，必须推进居家照护、社区照护、机构照护等各种照护模式之间的有机协调和无缝衔接，确保为失能老年人提供包括生活照护、疾病诊治、康复护理及精神慰藉等在内的连续性、一体化的照护服务。

我国失能老年人众多，且往往患有慢性疾病，决定了其长期照护服务需求的复杂性与差异性，既有对照护服务的需求，也有对医疗服务的需求。迫切需要我们构建基于医养结合模式的长期照护体系，有效整合现有的医疗资源与养老服务资源，实现医疗与养老服务的功能互补。这不但有利于解决护理机构护理人员数量不足、专业素质不高的问题，减轻失能老年人对于医疗服务的依赖给医疗机构带来的诊疗压力，而且对于切实满足失能老年群体在医疗方面的专业化服务需求，提高失能老年人的生活质量，促进健康老龄化具有重要意义。

我国不少学者对医养结合模式的必要性展开了研究。邓庆等（2014）提出，医养结合养老模式对于完善我国现有养老体制，促进医疗资源的有效配置，发挥各医疗机构的比较优势具有重要作用，并且是解决现有养老模式无法满足患有慢性病、失智、失能老年人的服务需求问题的关键。杨少庆（2017）研究认为，医疗和养老相结合的长期照护服务模式能够及时给予老年人更多专业帮助，对于失能及半失能老年人尤为重要，有助于切实提高这类老年群体的生活质量。可见，构建基于医养结合模式的长期照护体系是真正满足失能老年人照护服务需要的必然选择。

第二节　我国长期照护体系的探索实践

面对不断增长的老龄化压力，为了解决失能照护问题，真正实现"老有所养"的目标。2016年，人力资源和社会保障部印发了《关于开展长期护理保险制度试点的指导意见》，选取青岛市、上海市、承德市等15个城市为长期护理保险制度的试点地区，并选取吉林和山东两省作为国家试点的重点联系省份，以探索适应我国国情的长期护理保险制度的"模式"。同时，在国家长期护理保险制度试点范围之外，北京、浙江等部分省（市）自行开展长期护理保险制度的初探。本节将对我国长期照护体系的探索实践进行典型介绍，并在此基础上，对我国探索长期照护体系过程中的创新之处以及面临的挑战做出评述。

一、我国部分地区长期照护体系的探索实践

依据我国部分地区长期照护保险资金的筹集模式（表7-1），大概分为以下几类：第一类是从医保基金划转，如青岛、长春、广州和宁波；第二类是医保基金划转与个人缴费的形式，如安庆和齐齐哈尔；第三类是医保基金划转、政府财政补助和个人缴费的形式，如承德、南通、苏州、荆门、石河子和重庆；第四类是医保基金划转、单位缴费和个人缴费，如上饶、上海和成都；第五类比较特殊，筹资来源包括个人缴费、政府财政补助、照护服务机构缴费三部分，其代表

为北京市海淀区。其中，又以青岛市和上海市长期照护体系的构建较为完善且极具特色。

表7-1　我国部分地区长期照护保险的筹资模式

地区	筹资模式
青岛市	医保基金划转
长春市	医保基金划转
广州市	医保基金划转
宁波市	医保基金划转
安庆市	医保基金划转+个人缴费
齐齐哈尔市	医保基金划转+个人缴费
承德市	医保基金划转+政府财政补助+个人缴费
南通市	医保基金划转+政府财政补助+个人缴费
苏州市	医保基金划转+政府财政补助+个人缴费
荆门市	医保基金划转+政府财政补助+个人缴费
石河子市	医保基金划转+政府财政补助+个人缴费
重庆市	医保基金划转+政府财政补助+个人缴费
上饶市	医保基金划转+单位缴费+个人缴费
上海市	医保基金划转+单位缴费+个人缴费
成都市	医保基金划转+单位缴费+个人缴费
北京市海淀区	个人缴费+政府财政补助+照护服务机构缴费

资料来源：杨菊华，杜声红. 长期照护保险资金筹措：现状、困境与对策思考. 中国卫生政策研究，2018，11（8）：12-18

（一）青岛市长期照护体系

老龄化及高龄化的不断加剧给个人、家庭和社会造成了沉重的医疗和照护费用负担，为应对这一挑战，山东省青岛市于2012年7月采取基本医疗保险筹资的方式在我国首先创设了长期医疗护理保险制度，规定所有参加城镇职工基本医疗保险、城乡居民基本医疗保险的参保人都要参加长期医疗护理保险[①]。长期医疗护理保险设立之初，失智老年人不在保障范围之列，2016年11月青岛市人社部门发布《关于将重度失智老人纳入长期护理保险保障范围并实行"失智专区"管理的试点意见》，提出将入住定点机构接受护理服务的重度失智老年人纳入长期医疗护理保险的保障范围，同时实行"失智专区"管理。

2012年在运营长期医疗护理保险制度之初，青岛市护理服务方式被划分为三种：第一种是居家长期医疗护理服务——简称家护；第二种是机构式的护理服

[①] http://www.qingdao.gov.cn/n172/n68422/n68424/n22952426/n29661895/1311011114945408378.html.

务——简称老护；第三种是由二、三级医院提供的护理服务——简称专护。2015
年基于失能老年人的生活自理能力、健康程度及对医疗护理服务的需求，青岛市
创新性地将长期医疗护理服务划分为医院专护、护理院护理、居家护理和社区
（镇村）巡护四种类型，分别简称为专护、院护、家护和巡护，只提供医疗长期
护理的内容。其中，家护和专护由医保定点社区医疗机构或定点医院负责提供，
院护的提供机构包括医疗服务机构、老年护理机构、养老服务机构以及残疾人托
养机构等定点护理机构，巡护主要针对农村的老年人，依托乡镇卫生院和村卫生
室，采取直接进入农村需要护理的家庭进行巡诊护理。此外，青岛市共设定了包
括长期照护、日间照护、短期照护的三种护理服务形式以满足失智老年人多样化
的长期护理需求。

　　青岛市长期医疗护理保险制度遵从的是"跟随医疗保险"的原则，分为城镇
职工长期护理保险和城镇居民长期护理保险，进行统一管理、分账核算。其中，
城镇职工长期护理保险通过以下渠道筹集：一是按照基本医疗保险缴费基数总额
0.5%的比例，从职工基本医疗保险统筹基金中按月划转；二是按照基本医疗保险
个人缴费基数 0.2%的比例，从应划入在职职工本人医疗保险个人账户的资金中按
月代扣；三是按照不超过基本医疗保险历年结余基金的 20%从职工基本医疗保险
基金一次性划转；四是按照每人每年 30 元标准，财政予以补贴；五是接受社会捐
赠[1]。城镇居民长期护理保险是按照不超过当年居民社会医疗保险费筹资总额的
10%从城镇居民医保统筹基金中划转，同时市财政每年从福彩公益金中划拨 2 000
万元补助城镇居民长期护理保险基金[1]。

　　青岛市长期医疗护理保险的补偿采用实物给付的方式，即直接为参保对象提
供长期照护服务，参保人在享受了长期护理保险的服务后，由服务机构向当地医
保进行结算。长期医疗护理保险的参保人，可以根据自身的情况和需求，选择申
请包括专护、院护、家护、巡护四类的护理服务。其中，参保职工接受四类护理
服务所产生的合规医疗护理费用按 90%的比例报销；一档缴费居民接受专护、院
护和巡护服务期间发生的合规医疗护理费用按 80%的比例报销，二档缴费居民接
受巡护服务过程中发生的合规医疗护理费用按40%的比例报销[1]。

　　参保人因疾病、伤残等原因常年卧床已达或预期达六个月以上，生活完全不
能自理，病情基本稳定的则具备申请长期医疗护理保险的资格，没有年龄等方面
的限制（雷鹏和吴擢春，2016）。而对于重度失智老年人的评定则由第三方失智
诊断评估机构进行，基于国际通用的《简易智能精神状态检查量表（MMSE 量
表）》，青岛市制定了《青岛市长期护理保险失智老人失智状况评估量表》，经
评估合格的重度失智老年人即可享受长期护理保险待遇。

青岛市长期医疗护理保险的监管实行协议管理，由市社保经办机构与经审核符合条件的护理服务机构签订长期医疗护理保险服务协议，准予开展护理保险相关业务。市人社部门对长期护理服务机构制定了严格的准入条件与退出机制。

（二）上海市长期照护体系

为了应对日益凸显的老年人长期照护问题，上海市于2013年7月正式启动高龄老年人医疗护理计划。2014年下半年起，上海市推出了一种新的养老服务——"长者照护之家"，这种服务模式主要为老年人提供短期住养服务和日托服务，并为居家养老提供专业服务和技术支持（张伊宁，2017）。2014年12月，上海市提出建立统一的照护需求评估体系，起初只在部分地区开展试点。2016年12月，上海市印发相关文件提出全面推进全市老年人照护统一需求评估体系，不断完善评估标准、优化评估流程[1]。与此同时，《上海市长期护理保险试点办法》正式发布，提出从2017年1月1日起，在普陀区、徐汇区、金山区三个区先行试点，并且还出台了长期护理保险服务项目和标准规范的有关文件[2]。在总结先行试点经验的基础上，为将改革成果惠及全市人民，上海市于2017年12月修订了《上海市长期护理保险试点办法》，提出自2018年1月1日起，在全市开展长期护理保险试点工作。

上海市长期照护服务的形式有社区居家照护、养老机构照护和住院医疗照护三种。依据上海市民政部门发布的《关于印发长期护理保险服务项目清单和相关服务标准、规范（试行）的通知》文件规定，长期护理保险服务项目包括27项基本生活照料服务及15项常用临床护理服务。基本生活照料服务是与照护对象身体护理相关的项目（如手足部清洁、温水擦浴等），常用临床护理服务主要包括根据医嘱由执业护士完成的项目（如吸氧、造口护理等）。此外，文件还给出了42个服务项目的规定频次、工时和具体服务内容标准。上海市制定的长期照护服务项目是目前国内对长期照护服务内容表述的最全面、最具体的一项地方规定（田思禹，2018）。

上海市长期护理保险参保人员被分为两类，一类是参加本市职工基本医疗保险的人员（简称第一类人员），另一类是参加本市城乡居民基本医疗保险的60周岁及以上的人员（简称第二类人员）。对第一类人员，按照用人单位缴纳职工医保缴费基数1%的比例，从职工医保统筹基金中按季调剂资金，作为长期护理保险筹资；对第二类人员，根据60周岁以上居民医保的参保人员人数，按照略低于第一类人员的人均筹资水平，从居民医保统筹基金中按季调剂资金，作为长期护

---

[1] http://www.shanghai.gov.cn/nw2/nw2314/nw2319/nw12344/u26aw51019.html.

[2] http://mzj.sh.gov.cn/gb/shmzj/node8/node15/node55/node230/node278/ulai43863.html.

理保险筹资[①]。

上海市对于老年人长期照护需求的评估建立了一套统一的标准。需求评估分为自理能力和疾病轻重两个维度，其中自理能力包括日常生活活动能力、工具性日常生活活动能力和认知能力，对应的权重分别为85%、10%和5%；疾病轻重是基于当前老年人群患病率比较高的10种疾病，分成局部症状、体征、辅助检查和并发症4个分项来进行考量，4个分项对应的权重分别为30%、30%、30%和10%[②]。申请者的照护等级评估由第三方评估机构实施，照护等级由上述两个维度的得分值决定，具体包括：照护一级、照护二级、照护三级、照护四级、照护五级、照护六级，建议二级及以上到医疗机构就诊[②]。

上海市长期护理保险主要采取实物补偿的形式，辅之以现金补贴，依据社区居家照护、养老机构照护和住院医疗照护三种不同的照护服务形式，对参保对象有不同的补偿方式和标准。

评估等级为二级至六级的参保人员，可以享受社区居家照护，具体服务时间和频次的要求如下：评估等级为二级或三级的，每周上门服务3次；评估等级为四级的，每周上门服务5次；评估等级为五级或六级的，每周上门服务7次，每次上门服务时间为1小时。此外，为鼓励支持居家照护方式，对评估等级为五级或六级接受居家照护服务的参保人员，连续接受居家照护服务1个月以上6个月（含）以下的，由其自主选择，在规定的每周7小时服务时间的基础上，每月增加1小时的服务时间或获得40元现金补助；连续接受居家照护服务6个月以上的，由其自主选择，在规定的每周7小时服务时间的基础上，每月增加2小时的服务时间或获得80元现金补助。评估等级为二至六级的参保人员，可以享受养老机构照护，对参保人员在评估有效期内发生的合规机构照护服务费用，长期护理保险基金的支付水平为85%。参保人员在住院医疗护理期间发生的合规费用，其报销待遇按照其本人所参加的本市职工医保或居民医保的相关规定执行[③]。

（三）其他试点城市的特色

其他试点城市虽然在筹资渠道方面与青岛市、上海市的基本相似，但在长期照护体系构建的实践中还是有一些特色做法。

长春市于2015年建立了失能人员医疗照护保险制度，其筹资机制与青岛市长期医疗护理保险制度基本相似。但其在待遇支付范围上，将癌症晚期患者的舒缓治疗费用纳入了保障范围。而且长春市医疗照护保险对受益者的评定依

---

① http://www.shanghai.gov.cn/nw2/nw2314/nw2319/nw12344/u26aw54809.html.

② http://www.shanghai.gov.cn/nw2/nw2314/nw2319/nw12344/u26aw51019.html.

③ http://www.shanghai.gov.cn/nw2/nw2314/nw2319/nw2404/nw43201/nw43202/u26aw55029.html.

据也与其他长期照护保险试点地区不同，除依据《日常生活活动能力评定量表》外，还纳入了综合医院分级护理指导意见和卡氏评分 KPS。前者针对失能人员入住定点医疗机构的医疗照护服务申请；后者针对癌症晚期患者，只有得分低于 50 分的癌症晚期患者用于舒缓治疗的相关费用才可以申请照护保险报销补偿①。

成都市长期照护保险首先保障重度失能人员，根据认定和评定的失能等级确定具体定额支付标准。协议照护服务机构提供机构照护服务、居家照护服务和个体服务人员提供居家照护服务的支付标准分别被设为 3 个等级。为了支持照护服务机构为失能人员提供居家照护服务，鼓励家人、亲戚、邻居等提供照护服务，在支付标准方面向居家照护予以倾斜，即对于同一照护等级参保人员，居家照护的待遇给付标准高于机构照护 5 个百分点（韩高和黄洋，2017）。

南通市于 2015 年 12 月印发《关于建立基本照护保险制度的意见（试行）》，提出构建以基本医保统筹基金划转、政府补助和个人缴费为筹资来源的基本照护保险制度，自 2016 年 1 月 1 日正式实施。目前，南通市对符合条件的对象设定了 3 种支付标准进行定额结算：在护理机构的重度、中度失能人员按每人每天 50 元、10 元的标准支付；在养老机构的重度、中度失能人员按每人每天 40 元、10 元的标准支付；居家重度、中度失能人员按每人每天 15 元、8 元的标准发放照护补助，并享受每月 370 元至 500 元不等的居家上门照料服务（孙华和耿晨，2017）。

北京市并不在 2016 年的国家级长期护理保险试点城市名单中，但是北京市海淀区自主推行建立长期护理保险制度，并提出推行居家养老的失能护理互助保险模式。资金来源除政府财政补助，还有个人缴费与照护服务机构缴纳的互助基金，个人缴费记入个人账户，政府财政补助、照护服务机构互助基金记入统筹基金账户，实现了社会统筹基金账户与个人账户的结合。同时，也鼓励企业、社会单位、慈善机构等社会团体和个人的捐助，拓宽资金筹集渠道。

二、关于我国长期照护体系探索的评述

（一）长期照护体系实践中的创新

一是构建了多元、多层次的长期护理保险筹资渠道。如前所述，我国 15 个长期护理保险试点地区均根据本地区实际确定了保险的主要筹资渠道。一类是依托于基本医疗保险基金建立长期照护保险，或者再以政府补助、个人缴费和

---

① http://www.changchun.gov.cn/zw_33994/xxgk/gkzl/cczhengbao/2015n/d02qzb/szfbgtwj_1874/201702/t20170215_1614382.html.

单位缴费中的任一个或两个为补充；还有一类是直接以政府财政补助为主要筹资渠道，再以个人缴费和单位缴费为补充。除了这两类主要的资金筹集渠道，各试点地区还积极拓展其他筹资来源，如福彩基金及接受企业、单位、慈善机构等社会团体和个人捐助等。此外，北京市海淀区居家养老失能护理互助保险还将照护服务机构的缴费也作为资金来源之一，建立了服务机构互助基金。可见，我国部分地区在探索长期照护体系的实践中，建立了多元的筹资机制，实现了多渠道筹集资金。

二是实现了公立照护服务机构与民营照护服务机构的互补协调。目前，我国已试行长期护理保险的地区，对于长期护理保险定点护理服务机构的确定是由医保经办机构按照统一规划、合理布局、总量控制、鼓励竞争的原则进行，只要是提供护理服务的养老院、福利院和医疗机构等，无论是公立非营利性质还是民营营利性质均可申请。同时，还鼓励符合条件的社区卫生服务中心（站）、乡镇卫生院成立护理服务站，纳入定点护理服务机构管理。

三是制定的长期医疗护理保险制度能够提供不同类型的照护服务方式和相应服务内容。我国15个长期护理保险试点地区在颁布的长期护理保险办法文件中均对照护服务方式及相应服务内容进行了明确规定，如荆门市确定了医院护理、居家护理或养老机构护理三种服务形式及相应的服务内容和标准，苏州市也同样确定了医疗机构专护、养老机构护理、居家护理三种服务方式。明确的长期照护服务方式、服务内容及相应标准对于确保照护服务提供的质量和规范化具有重要意义，未来我国长期照护体系的构建还应当基于科学的失能等级建立更加合理的照护服务等级标准。

（二）长期照护体系实践中的挑战

第一，筹资渠道的稳定性和可持续性有待提高。我国长期护理保险试点地区建立了多元的筹资机制，但由于国家层面尚未从制度上对长期护理保险基金的筹资渠道做出统一安排，大部分试点地区主要的筹资渠道仍来源于基本医疗保险基金，还有小部分地区以政府补助为主要资金来源。而基本医疗保险基金的功能定位如下：为因疾病而发生医药卫生支出的参保人员进行经济补偿，有限的医保基金无力担负日益增长的长期照护服务支出，因此，长期照护体系应构建独立于医疗卫生体系之外的保障制度。依托于基本医疗保险基金建立长期护理保险制度，一方面会对基本医疗保险基金的可负担性提出挑战，另一方面也会影响长期护理保险基金的稳定性和可持续性。

第二，失能程度与服务规范之间缺乏精准匹配。我国失能老年人的失能等级尚未与照护服务等级之间实现精准匹配，究其原因，主要有以下两点。一方面，目前已试行长期护理保险的地区划分失能水平的标准都不统一，加上尚没有法定权威的失能等级专业评定机构，即我国尚未形成统一规范的失能等级评定标准和程序。另一方面，目前我国大部分养老机构或护理院的照护服务等级基本上是自行制定的，尚未制定明确具体的划分依据，由于缺乏明确的照护等级也无法执行相应的服务标准，而对于居家护理的相关照护服务标准则更为不足。统一规范的失能等级划分与评定的缺失，以及基于科学的失能等级制定合理的照护服务等级和标准的缺乏，致使长期护理保险没有可依从的统一的评定标准去判断老年人对照护服务的需求，故而长期照护服务提供者或机构无法根据不同失能程度老年人的不同照护需求提供差别化、有针对性的照护服务，最终有碍于照护资源的最优化配置的实现。

第三，具备资质的照护人员严重匮乏。我国具备专业资质的长期照护人员处于严重匮乏的状态，究其原因，有以下几点：一是由于养老照护服务行业的特殊性，长期照护从业人员的职业认同感较低，使得养老照护人才的从业率不高，照护人员的流动性较大；二是我国尚未形成完善的专业养老照护人才的培养机制，各院校养老护理专业也较为低迷，专业照护人才尤为匮乏；三是尚未形成对照护人员的科学的待遇激励机制，加之长期照护者繁重的工作负担、较大的工作压力等，均导致照护人员流失严重。

第四，长期护理保险的保障范围有限，对失能老年人及其家庭的照护经济负担的缓解作用不足。绝大部分长期照护保险试点地区（如青岛、上海、南通和苏州等）仅以重度失能的老年人为保障对象，主要承担长期护理中的医疗保险责任，不能覆盖绝大多数轻度、中度失能老年人的长期护理需求，失能老年人长期护理的大部分日常生活照护支出仍需个人或家庭承担。

第三节　关于构建我国长期照护体系的设想

失能老年人的危机已经成为一个严峻的社会问题，为了应对失能老年人的危机需要构建正式的长期照护体系以满足失能老年人的长期照护服务需要。党俊武（2007）在总结发达国家长期照护体系有益经验的基础上，提出构建长期照护体系的基本框架：一是建立长期照护保险制度，解决资金来源问题；二是培育长期照护服务市场；三是建立被保险人、保险人与服务机构三方的合作格局；四是建立长期照护的服务标准和服务规范；五是建立相应的管理和监督机构。林艳（2009）将发达国家长期照护体系的构成要素概括为服务供给、资金筹措、长期照护服务标准与规范、长期照护管理和监督。

基于本章第一节的理论依据与分析，为保障老年人健康权利，政府有责任为失能老年人提供养老照护福利，满足失能老年人长期照护服务需要，减轻失能老年人的长期照护负担，因而需要构建正式的长期照护体系。而且，在这一正式的长期照护体系中，应该联合家庭、社区、市场等多方力量共同参与进来，促进正式照护和非正式照护的分工合作与功能互补。

基于我国长期照护体系探索过程中的创新之处及面临的挑战，并结合第六章对典型地区长期照护服务与管理经验的梳理总结，作者从主体框架（包括体系构建、服务内容和筹资来源等）与支撑体系（包括失能程度评估、提供者准入和服务监管等）两个维度提出我国长期照护体系的构建思路。

一、长期照护体系的主体框架

（一）构建正式照护与非正式照护互补协调的长期照护体系

首先，我国需要构建正式照护与非正式照护互补协调的长期照护体系，这是我国发展长期照护服务模式的趋势选择。我国老年人及家庭长久以来对于家庭养老模式的倾向性选择，加之以家庭照护为主的非正式照护方式在对老年人情感及心理支持方面发挥的不可替代的支柱作用均使得非正式照护方式是必要且须长期存在的。而由于非正式照护体系人力不足的问题，使得正式照护体系必须进行补充，以缓解失能老年人对于长期照护服务的迫切需求。因此，一方面，我们需要推进正式长期照护服务的发展，提高正式照护体系的保障能力，另一方面，也必须利用非正式照护体系的情感支持、生活照护功能，将正式照护与非正式照护结合起来，互相促进，互相补充，这既符合老年人的养老照护意愿，也是缓解我国失能老年人长期照护服务巨大压力的重要途径。

其次，构建正式照护与非正式照护互补协调的长期照护体系需要充分发挥各提供主体的积极作用，即应用四位一体的思维构建长期照护体系（谢志辉，2014）。第一，政府应当发挥在长期照护体系构建中的主导作用，把握整体战略筹划，包括立法保障、政策建构及监督管制等方面；第二，发挥社区与专业养老机构的协助补助作用，为老年人提供满足其多样化、多层次照护需求的专业化高质量服务；第三，坚持以家庭照护为基础，发展围绕家庭照护方式的，各照护主体相互协调配合的长期照护服务模式；第四，还要发挥志愿者、非营利组织机构、社会组织等社会力量在提供长期照护服务方面的补充作用。丁一（2014）认为，要协调好长期照护服务各提供主体之间的关系，必须把握好"政府做主导，家庭做基础，市场做补充，非政府组织做辅助"的定位。既要加大对非正式社会支持资源的开发力度，又要充分发挥制度化的正式社会支持措施的效用，充分挖掘各类社会资源，多管齐下，才能合理建立长期照护体系。

（二）提供以养为主、以医为辅的持续性医养结合服务

有效整合医疗资源与养老服务资源是我国构建长期照护体系的紧迫要务，但是以哪种资源作为主体对我们构建长期照护体系有着至关重要的意义。作者认为长期照护的目的是改善老年人的生活质量而非治愈疾病，因此，不认同既往学者强调"医是重点，养是基础"的观点，而是认为未来我国长期照护服务中的医养结合模式应该以养为重点而以医为补充。因为，长期照护服务的主要目的是改善老年人的生活质量，而非恢复健康。

我国老年病、慢性病高发，患病老年人大多比较贫困，贫病交加严重影响其生活质量，因此实行医养结合就显得十分必要。但是，因为老年人所罹患的慢性病使得健康状态通常只能维持现状或控制病情的进一步进展，而无法痊愈，所以，应对失能老年人群体罹患的疾病，不能以单一追求治愈疾病为目的，医疗服务主要是维持老年人的既有健康状态并防止或延缓健康状况恶化，恢复健康水平仅仅是有限条件下的目标。因此，虽然长期照护是针对有需求的老年人为其提供经济供养、日常生活照料、医疗护理以及精神慰藉于一体的综合性照护服务（张云英和王薇，2012），但是为老年人的日常生活提供帮助、改善其生活质量并给予精神慰藉才是长期照护服务的主要目的。

（三）由社区照护主要承担医养结合服务

第一，社区照护能够化解正式照护需求与非正式照护需求之间的主要矛盾。结合我国国情，为实现专业照护与家庭照护的科学结合、政府力量与社会力量的有效融入，从情感上最易接受的、从经济上成本效益最高的方式就是社区照护。研究显示，无论从政府支付的角度或是同时考虑正式与非正式照护费用的角度，社区照护的支出都远远低于机构照护，即便是将非正式照护者付出的时间和劳动以货币工资计算，社区照护的成本仍然低于机构照护（Chappell et al.，2004）。因此，让失能老年人在不脱离熟悉的原居住环境，获得来自家庭、机构及社会各界力量的帮助，接受较为专业的长期照护服务，应作为未来我国长期照护体系的重点发展方向。

第二，社区照护是医养结合服务最适宜的载体。从我国医疗服务流向的经验可见，将病患虹吸到综合性医疗机构的做法对社会医疗保险基金的冲击巨大，且从患者的便利性和可负担性来看，都远不及就近在基层卫生服务机构就诊具有优势。因此，建立分级诊疗，引导患者基层首诊是医疗体系改革的一贯目标。并且，以社区照护为载体为失能老年人提供医养结合的长期照护服务能够满足老年

群体的养老照护需要，因为仅有少部分重度失能老年人才需要高度专业性的医疗护理服务，社区照护足以承担轻度、中度失能老年人的专业照护服务。而且，高素质专业照护人员的短缺也决定了社区照护需要在医养结合长期照护服务中发挥主体作用，社区照护更加便于在提供医疗服务时与社区卫生服务机构进行无缝对接，通过"社区照护+社区卫生服务机构"使医养结合服务能够以最经济、最高效的方式实现。

第三，当提供机构照护时，应鼓励养老机构增补医疗服务功能，而非鼓励医疗机构增加养老功能。养老机构与医疗机构的功能定位是不同的。在医疗机构中增加养老功能，一方面，会加大医疗机构本就繁重的诊疗压力，加剧医疗资源供不应求的局面；另一方面，则会挤占或消耗医疗保险的资源，为医疗保险基金带来极大负担。而在养老机构中增补医疗服务的功能则是对养老功能的有益提升，避免入住养老机构的老年人产生常见医疗护理需求时，还需要转诊到医疗机构才能获得相应医疗护理服务，影响老年人获取照护服务的便利性和可及性。

但需要注意，目前我国照护服务和医疗服务分属不同职能部门管理，因此在制度上需要进行有效的衔接（房莉杰和杨维，2016），最关键的是考虑医疗保险如何覆盖养老机构提供的医疗服务，而不是考虑延伸目前的医疗服务范围去覆盖照护服务。

（四）以政府投入为主的社会性长期照护保险为主要筹资模式

第一，长期照护的福利属性决定了长期照护体系的社会性。鉴于商业保险效率虽高但公平性差且无法解决的逆向选择问题，我国的社会性质决定了长期照护保险不应该以商业保险为筹资主体。此外，我国政府的经济状况现阶段也无法承担如高福利制国家一样完全由政府对长期照护服务进行补助的模式。我国社会属性决定的福利框架下，失能老年人长期照护属于准公共产品。因此，以多元福利理论为依据，参照我国医疗保险的构建模式，我国应当建立社会性的长期照护体系。

第二，长期照护筹资应由政府投入为主、多方分担。我国养老保险和医疗保险经过十多年来的发展，关于社会保险的筹资模式在我国已经积累大量经验（梁燕等，2016；杨翠迎和程煜，2016）。在政府财力有限的情况下，通过社会保险来进行长期照护服务的筹资更能体现国家、个人及家庭的责任共担，达到兼顾效率与公平的目的。而且，政府对于长期照护体系的投入应该分为两种渠道，一种是用于长期照护社会保险基金的筹资，另一种是用于长期照护服务的救助（陈璐，2013）。考虑到我国贫富差距的现实情况，还需要实施对弱势群体的倾斜政策，将针对低收入老年人的长期护理津贴制度和面对高收入人群的长期护理商业保险制度作为我国长期照护社会保险筹资的有益补充（文太林，2018；何文炯，2015）。

（五）实行实物与现金相结合的补偿模式

第一，通过实物补偿与现金补偿相结合的方式来合理引导和控制需求。例如，机构照护以提供服务作为主要补偿方式，社区照护应以服务补偿和费用补偿相结合作为主要补偿方式，而居家照护则以津贴为主要补偿方式，或者也可通过直接给居家照护的照顾者适当的税收减免或发放奖励金等形式给予支持（桂世勋，2005）。一方面引导老年人就近获得合理的照护服务；另一方面也能够遏制失能老年人对于机构照护的需求，控制长期照护基金的风险。

第二，针对不同服务模式设定不同补偿标准。陈璐（2013）提出分类补偿模式：对于居家护理，社会保险负担 80%，个人承担 10%；而对于护理院等机构护理，社会保险仅负担40%，个人需要承担30%。这种补偿模式对于鼓励引导老年人优先选择居家照护方式，促进非正式照护资源的有效利用具有积极意义。

二、长期照护体系的支撑体系

（一）构建长期照护服务等级标准

第一，长期照护服务等级评估是提供规范服务的基础。明确长期照护服务的内容及规范是建立长期照护体系需要优先解决的关键问题。老年人的失能程度会影响其对长期照护服务的需求，即会影响其对长期照护服务内容的需求和时间的需求。照护服务等级是由照护服务的内容和提供照护服务的时间决定的。它使得长期照护服务能够合理、充分地匹配相应照护者，促进有限照护服务资源利用效率的提高，抑制失能老年人照护经济负担的不合理增长；同时，也对不合理的、过度的住院服务需求起到制约作用，促进长期照护保险资金的有效、公平使用。照护服务等级相当于为每一位老年人贴上了"标签"，根据这个标签对应服务内容，能够避免不同层级的服务内容存在明显的重叠问题，并通过制定相应等级的服务规范，有力保障照护服务质量（蔡双霞等，2016）。

第二，长期照护服务等级是设计长期照护服务补偿范围和筹资水平的基础。在以社会保险为筹资来源的前提下，必须要注重长期照护资金的使用效率和质量。只有明确了照护服务等级，才能确定被照护者应接受的相应照护项目内容和照护服务时间，进而结合照护服务项目的单位成本（通过该项目耗费的照护人力资源、管理人力资源、物力资源等确定）进行长期照护服务成本的测算，最终确立长期照护服务的筹资和补偿水平，从而避免片面追求利益而损害质量的服务行为（林艳，2009）。

第三，长期照护服务等级是预测照护提供者数量和质量的基础。科学的长期照护服务等级可以明确某一失能等级的老年人应该接受的相应照护服务内容及照护服务时间，从而一方面能够为我们制定相应照护服务规范和标准奠定基础，依据既定的长期照护服务标准规范，我们能够更加明确对于照护服务提供者的专业素质要求，进行照护服务从业人员准入和培训规章制度的制定；另一方面结合相应失能等级老年人的数量，也能够对满足失能老年人长期照护服务需求所必需的照护服务提供人员的数量进行合理测算。

（二）明确供需双方的监管要求

第一，基于需方照护需求评估确定服务等级和补偿方案。应尽快组建专业化的评估团队对老年人的失能状态及所需要的照护服务进行客观评估。评估团队组成应包括老年科医生、护士、康复治疗师、社会工作者等，对老年人的基础性ADL 和 IADL 等进行综合评估，以判定其失能等级，进而确定其所需的照护服务内容、时间和频次等。同时，还应通过开展定期的评估工作以了解老年人的身体功能变化和疾病发展情况等，判断所提供的照护服务是否合理，进而根据照护等级变化进行相应照护服务的调整。

第二，公立非营利性照护机构应依据需方照护需求的评定结果收住老年人。需方和供方对于照护服务的自由选择仅限于家庭照护、社区照护，以及民办/营利性机构照护，即对选择居家照护或社区照护的参保人员，不设定准入条件，只需要依据其失能程度确定长期照护保险的补偿范围和水平。但是对于是否需要机构照护，特别是能否接受公立非营利性机构照护（理论上是由政府举办提供给最紧迫需要照护服务的困难人群），应结合需方失能等级、家庭经济水平、家庭社会支持程度等做出综合评判，而不能由需方或者公立非营利性照护机构自主选择。从而避免供需双方逆向选择导致的照护服务不公平性问题（林艳，2009）。而对于营利性养老机构，其可以采取市场化运作方式，但政府部门需要制定严格的机构准入与退出机制，并对其提供的服务履行监管职能。

第三，对各种提供模式的长期照护服务的质量进行有效监管。首先，政府部门应构建完善的长期照护服务质量监管机制，确保服务机构与服务提供者的服务供给的质量和规范性。其次，通过支付制度来促进长期照护服务质量，如通过长期照护保险经办机构与照护服务机构签订有关服务协议，保证符合服务协议要求的照护服务机构开展长期照护相关业务，并提供保质保量的长期照护服务。最后，鼓励各种正式或非正式的渠道共同监督与评估长期照护服务的质量，对服务准入、服务提供的全流程进行透明监管。

（三）确定服务提供的准入和培训规范

第一，针对长期照护的专业人员设置准入标准。目前在我国从事长期照护行业的护理员多是年龄偏大且受教育程度不高的女性，在面对有迫切康复医疗、精神慰藉等专业性服务需求的服务对象时，往往无力应对。因此，设立照护从业人员的准入标准对确保长期照护服务的规范性尤为必要。可借鉴国外经验，对专业照护人员进行分类，对于提供机构照护和社区照护的专业人员，应明确服务内容/范围、执业资格、基本培训时限等要求，从而确保服务提供的规范性。

第二，应将长期照护从业者的培训纳入国家和地方政府就业培训政策。为确保提供长期照护服务的质量，不论是社区或机构的专业照护人员，或是包括家庭照护在内的各类提供照护服务的非专业人员都有必要持续地接受照护知识和技能的培训。对于专业照护人员，采取多样化的业务培训方式并定期考核以提高其职业能力和水平，同时推动护理员再教育市场的发展。对于非正式照护人员，有条件的地区可以探索对其进行相关专业培训以确保居家照护的被照护者享受规范化服务，并制定针对非正式照护人员的支持性政策，鼓励非正式照护资源的充分利用。

（四）保障照护服务经费投入

第一，确保照护服务提供者的合理报酬。提供合理报酬是提高长期照护从业人员队伍专业化水平的必要保障。长期照护从业者的准入标准和培训要求可以作为对服务提供者支付报酬的合理依据。由于照护对象的失能程度不同，为其提供服务的照护人员所承担的工作强度和风险差异较大，理应获得与之相对应的工资报酬。设定科学的照护人员薪金标准，充分保障照护人员的待遇水平，对于培养稳定、高素质的长期照护服务队伍具有积极作用。

第二，保障照护提供者合理的运行经费。首先，应基于长期照护保险资金池，合理地设定长期照护保险的补偿范围及标准，并依据经济社会发展和保险运行情况，适时调整长期照护保险的筹资补偿机制和标准。其次，充分利用移动网络和智能终端等技术手段，实现对长期照护保险资金流转及相关业务信息的实时上传、实时监控和统计分析，做好对照护保险基金风险的有效防控。最后，积极拓宽长期照护保险资金的筹集渠道，并通过创新长期照护补偿的组合方式和相应支持性政策来合理引导和控制照护服务需求。

本 章 小 结

　　本章基于长期照护已有的理论和实践探索来思考和谋划未来我国长期照护体系的构建及策略设计。基于老年人享有的健康权利、福利多元主义、"就地老化"和连续照护等理论，以及我国于 2016 年在 15 个地区开展的长期照护体系建设试点的经验和挑战，作者提出未来我国长期照护体系主体框架（包括体系构建、服务内容和筹资来源等）与支撑体系（包括失能程度评估、提供者准入和服务监管等）构建思路。在主体框架方面，建议构建正式照护与非正式照护互补的长期照护体系，提供以养为主、以医为辅的持续性医养结合服务，并由社区照护主要承担医养结合服务，以政府投入为主的社会性长期照护保险为主要筹资模式，实行实物与现金相结合的补偿模式。在支撑体系方面，建议构建长期照护服务等级标准，明确供需双方的监管要求，确定服务提供的准入和培训规范，保障照护服务经费投入。

参 考 文 献

蔡菲菲. 2016. 武汉市失能老人长期照护现状的调查研究. 华中科技大学硕士学位论文.

蔡双霞, 郑云慧, 赵敏, 等. 2016. 养老机构失能老年人照护服务供需匹配研究. 中国实用护理杂志, 32（27）：2134-2138.

蔡玥. 2012. 世界和中国人均期望寿命变化规律. 中国卫生信息管理杂志, 9（5）：77-81.

曹信邦. 2015. 中国失能老人公共长期护理保险制度的构建. 中国行政管理, （7）：66-69.

曹信邦, 陈强. 2014a. 我国长期护理保险需求影响因素分析. 中国人口科学, （4）：102-109.

曹信邦, 陈强. 2014b. 中国长期护理保险费率测算. 社会保障研究, 20（2）：111-122.

曹艳春, 王建云, 汪婷, 等. 2013. 基于社会交换理论的中国农村老年人长期照护选择安排实证研究. 科学·经济·社会, 31（2）：17-22.

曹志恩. 2006. 老年人家庭养老照料琐论. 中国老年学学会 2006 年老年学学术高峰论坛论文集.

长谷川和夫, 井上胜也. 1974. 老人の痴呆诊断スケールの检讨. 精神医学, 16：965.

陈策. 2014. 居家失能老人照护服务时间研究. 浙江大学硕士学位论文.

陈传锋, 严建雯, 张红, 等. 2008. 老年抑郁干预与心理健康服务. 北京：中国社会科学出版社.

陈岱婉. 2007. 长期护理保险精算模型的建立. 重庆科技学院学报（自然科学版）, 9（4）：136-138.

陈晶, 李丹. 2013. 人口老龄化、家庭消费结构与中国养老模式改革——基于微观数据对人口红利的探讨. 沈阳工业大学学报（社会科学版）, 6（1）：42-50.

陈雷. 2016. 德国养老长期照护政策：目标、资金及给付服务内涵. 中国民政, （17）：36-37.

陈璐. 2013. 中国长期护理成本的财政支持和公平保障. 财经研究, 39（5）：73-85.

陈璐, 范红丽. 2014. 我国失能老人长期护理保障融资制度研究——基于个人态度的视角. 保险研究, （4）：110-120.

陈虾, 罗乐宣, 张英姬, 等. 2015. 社区公共卫生及基本医疗项目"标准工作当量"的测算研究及其意义. 中国社会医学杂志, 32（2）：107-110.

陈瑶. 2018. 失能老人长期照护选择意愿研究. 贵州财经大学硕士学位论文.

陈颖, 马丽霞, 裴慧丽, 等. 2016. 不同失能程度老年人居家养老照护服务项目需求调查. 中国实用神经疾病杂志，19（1）：38-40.

陈振营. 2017. 我国长期护理保险制度优化研究. 山东大学硕士学位论文.

程楠. 2017. 《2016中国长期护理调研报告》在京发布. 中国社会组织，（3）：61.

褚湜婧，王猛，杨胜慧. 2015. 典型福利类型下居家养老服务的国际比较及启示. 人口与经济，
　　（4）：119-126.

戴卫东. 2016. 欧亚七国长期照护保险制度分析. 武汉科技大学学报（社会科学版），18（1）：
　　12-16.

党俊武. 2007. 中国城镇长期照料服务体系研究. 南开大学博士学位论文.

党俊武. 2009. 长期照护服务体系是应对未来失能老年人危机的根本出路. 人口与发展，15（4）：
　　52-55.

邓庆，甘霈，任国胜. 2014. 养老医疗护理康复职业培训融一体　构筑"医养结合"养老新模式.
　　中国科技产业，（6）：42-47.

丁纯，瞿黔超. 2008. 德国照护保险体制综述：历史成因、运作特点以及改革方案. 德国研究，
　　（3）：42-47.

丁华，严洁. 2018. 中国老年人失能率测算及变化趋势研究. 中国人口科学，（3）：97-108，128.

丁兰，董建琴，刘建芬. 2007. 月坛社区需要照护者家庭对照护需求的调查分析. 中国全科医
　　学，10（21）：1807-1808.

丁一. 2014. 我国失能老人长期照护模式构建研究. 首都经济贸易大学博士学位论文.

丁怡. 2012. 失能老人照顾责任公共化与长期照顾制度的建立. 统计与决策，（6）：65-68.

杜丽侠，冯旅帆，彭颖，等. 2018. 上海市长期护理服务项目成本核算与影响因素分析. 中国卫
　　生经济，37（7）：41-44.

杜鹏，孙鹃娟，张文娟，等. 2016. 中国老年人的养老需求及家庭和社会养老资源现状——基于
　　2014年中国老年社会追踪调查的分析. 人口研究，40（6）：49-61.

段培新. 2015. 上海市老年照护社会救助需求研究——基于Markov模型的预测. 中国人口科
　　学，（3）：90-98.

范娟娟. 2011. OECD国家长期护理服务需求引致因素分析及对我国的启示. 中国保险，（9）：
　　53-55.

范鹏鹍. 2015. 老年人长期照护中身心状况与照护时间关系研究. 中央民族大学硕士学位论文.

方黎明. 2016. 社会支持与农村老年人的主观幸福感. 华中师范大学学报（人文社会科学版），
　　55（1）：54-63.

房莉杰，杨维. 2016. 长期照护筹资模式：OECD国家的经验与中国三城市的实践. 社会发展研
　　究，（8）：150-169.

冯麒婷. 2012. 国外长期照护保险计划比较分析——以日本、德国为例. 中国社会科学院研究
　　生院硕士学位论文.

冯雅茹. 2017. 社会长期护理保险筹资渠道：经验借鉴、面临困境及未来选择. 西北大学硕士学

位论文.

福永知子, 西村健. 1988. 新しい老人用精神機能検査の作成——N 式精神機能検査. 老年精神
　　医学, 5: 221.

富兰德 S, 古德曼 A C, 斯坦诺 M. 2004. 卫生经济学. 3 版. 王健, 孟庆跃译. 北京: 中国人
　　民大学出版社.

高春兰, 班娟. 2013. 日本和韩国老年长期照护保险制度比较研究. 人口与经济, (3):
　　104-110.

高和. 2012. 老年长期照护研究进展. 中华保健医学杂志, (4): 265-268.

高小芬. 2014. "医养结合"模式下老年长期护理等级划分临床实践研究. 安徽医科大学硕士学
　　位论文.

高小芬, 于卫华. 2014a. 医养结合老年科患者自理能力与分级护理、护理时间的相关性研究. 中国
　　护理管理, (3): 249-253.

高小芬, 于卫华. 2014b. 医养结合养老模式下我国长期护理分级制度的不足与建议. 护理学杂志,
　　(11): 71-73.

高中宝, 王炜, 赵杏丽, 等. 2011. 老年轻度认知功能损害患者认知水平的随访研究. 中华医学杂
　　志, 91 (1): 37-39.

龚静怡. 2004. 居家养老–社区养老服务: 符合中国国情的城镇养老模式. 河海大学学报 (哲学
　　社会科学版), 6 (4): 72-74.

顾大男, 柳玉芝. 2008. 老年人照料需要与照料费用最新研究述评. 西北人口, 29 (1): 1-6.

顾大男, 柳玉芝, 章颖新, 等. 2007. 我国老年人临终前需要完全照料的时间分析. 人口与经
　　济, (6): 50, 51-58.

顾梦洁. 2014. OECD 国家长期护理津贴制度研究. 安徽师范大学硕士学位论文.

桂世勋. 2004. 中国高龄老人长期护理问题的思考. 中国人口科学, (S1): 113-118.

桂世勋. 2005. 上海市少子老龄化与可持续发展. 人口与发展, 11 (5): 19-24.

国家卫生计生委统计信息中心. 2015. 2013 第五次国家卫生服务调查分析报告. 北京: 中国协和
　　医科大学出版社.

韩高, 黄洋. 2017. 成都: 长期照护险保障 "老有颐养". 四川劳动保障, (8): 48.

韩寒, 张士昌. 2016. 德国长期照护保险: 现状、问题与启示. 劳动保障世界, (20): 9-10.

何林广. 2007. 长期护理保险定价研究. 西南财经大学硕士学位论文.

何林广, 陈滔. 2006. 德国强制性长期照护保险概述及启示. 软科学, 20 (5): 55-58.

何文炯. 2015. 老年照护服务: 扩大资源并优化配置. 学海, (1): 88-93.

和红. 2016. 德国社会长期照护保险制度改革及其启示: 基于福利治理视角. 德国研究,
　　(3): 58-72.

赫斯马特 S. 2004. 卫生管理经济学. 应向华译. 北京: 北京大学医学出版社, 北京大学出版社.

侯蔚蔚, 王玉环, 冯雅楠, 等. 2013. 居家非正式照护者与失能老年人生活满意度比较. 中国老

年学杂志，33（5）：1115-1118.

胡宏伟，李延宇，张澜. 2015. 中国老年长期护理服务需求评估与预测. 中国人口科学，（3）：79-89，127.

胡天天. 2016. 农村老年人长期照护资金筹措模式研究. 湖南农业大学硕士学位论文.

华颖. 2016. 德国长期护理保险最新改革动态及启示. 中国医疗保险，（7）：67-70.

黄佳豪. 2016. 日韩长期照护保险的比较研究——基于社会福利政策分析框架. 福建师范大学学报（哲学社会科学版），（4）：166-167.

黄匡时，陆杰华. 2014. 中国老年人平均预期照料时间研究——基于生命表的考察. 中国人口科学，（4）：92-101.

霍曼 N R，基亚克 H A. 1992. 社会老年学：多学科展望. 冯韵文，屠敏珠译. 北京：社会科学文献出版社.

季晓鹏，王志红. 2007. 我国老年家庭护理成本核算的现状与分析. 中国实用护理杂志，23（29）：53-54.

加藤伸司，下垣光. 1991. 改訂長谷川式簡易知能評価スケール（HDS－R）の作成. 老年精神医会誌，2：1339.

家康. 2008. 德国的长期照料服务体系. 中国社会导刊，（11）：28-30.

贾清显. 2010. 中国长期护理保险制度构建研究. 南开大学博士学位论文.

姜向群，李建民，杜鹏，等. 2006. 中国"未富先老"了吗？人口研究，30（6）：23-37.

蒋承，顾大男，柳玉芝，等. 2009. 中国老年人照料成本研究——多状态生命表方法. 人口研究，33（3）：81-88.

金辰沐，叶克林. 2008. 韩国老龄化与养老保障制度. 学海，（4）：194-201.

景跃军，李元. 2014. 中国失能老年人构成及长期护理需求分析. 人口学刊，36（2）：55-63.

阚清泉，曹信邦. 2019. 长期护理保险筹资理论研究综述. 经济师，（3）：56-57，61.

柯仲锋. 2012. 中国特色长期照护社会保险制度研究. 安徽财经大学硕士学位论文.

蓝玉珠，饶育蕾. 2007. 对台湾地区长期照护自负费用推估的研究. 保险职业学院学报，21（1）：52-58.

雷鹏，吴擢春. 2016. 我国长期照护制度建设现状与思考——基于青岛、南通和长春的实践探索. 中国医疗保险，（2）：23-26.

雷晓康，冯雅茹. 2016. 社会长期护理保险筹资渠道：经验借鉴、面临困境及未来选择. 西北大学学报（哲学社会科学版），46（5）：108-115.

冷天骄. 2013-10-10. "养老护理员行业工资指数"首次发布. 工人日报，第6版.

李朝静. 2013. 上海市失能老人长期护理服务体系研究. 上海工程技术大学硕士学位论文.

李光宰. 2010. 老年长期护理保险制度政策形成过程的日韩比较. 京畿：共同体出版社.

李惠玲，潘红英，任凯，等. 2018. 苏州市1205例老年人长期护理等级评估的实施及现况调查分析. 中国护理管理，（1）：108-111.

李奎成，唐丹，刘晓艳，等. 2009. 国内 Barthel 指数和改良 Barthel 指数应用的回顾性研究. 中国康复医学杂志，24（8）：737-740.

李蹊. 2017. 美日德长期照护服务体系对我国的启示及对策. 东北财经大学硕士学位论文.

李强. 2015. 城乡居民长期照护社会保险制度构建研究. 山东农业大学博士学位论文.

李伟. 2015. 农村民办养老机构发展的困境与对策研究——以河南省 X 县为例. 理论月刊，（8）：148-153.

李文清，刘筱咏，叶利军. 2007. 改进分级护理制度以减少护患纠纷的探讨. 中华护理杂志，（3）：266-267.

李晓鹤. 2015. 长期护理制度模式与选择研究. 武汉大学博士学位论文.

李翌萱. 2009. 对我国机构养老模式发展问题的思考. 社会工作下半月（理论），（7）：54-56.

李元. 2018. 我国失能老人长期照护资金规模的测算分析. 人口学刊，（5）：78-85.

李智. 2018. 预防老年人认知障碍的设计研究. 河北科技大学硕士学位论文.

梁昊，吴雁，汪付宽，等. 2013. 我国老年人 LTC 保险筹资方法模型设计理论探讨. 中国卫生经济，32（2）：73-75.

梁燕，梁鸿，马志恒. 2016. 我国老年长期照护保障的模式选择和制度设计. 中国民政，（17）：16-18.

椋野美智子，田中耕太郎. 2016. はじめての社会保障. 东京：有斐閣アルマ.

廖红. 2011. 老年人日常生活能力与抑郁的关系. 中国老年学杂志，31（13）：2539-2540.

林宝. 2015. 中国不能自理老年人口的现状及趋势分析. 人口与经济，（4）：77-84.

林姗姗. 2013. 我国长期照护保险制度的构建与财务平衡分析. 福建师范大学学报（哲学社会科学版），（1）：28-34.

林延君，卞鹰. 2004. 居民失能相关健康状态评价. 中国卫生经济，（5）：37-39.

林艳. 2009. 为什么要在中国构建长期照护服务体系. 人口与发展，（4）：52-64.

林义，张海川. 2004. 构建养老保险长效机制的8点政策建议. 中国社会保障，（8）：14-15.

刘柏惠，寇恩惠. 2015. 社会化养老趋势下社会照料与家庭照料的关系. 人口与经济，（1）：22-33.

刘金涛，陈树文. 2011. 我国老年长期护理保险筹资机制探析. 大连理工大学学报（社会科学版），32（3）：44-48.

刘瑞华. 2012. 老人院老年人认知功能障碍发生及影响因素的研究进展. 中国老年学杂志，32（10）：2218-2220.

刘晓雪. 2015. 我国城市老年照护社会救助研究. 华东师范大学博士学位论文.

刘璇. 2013. 日常生活技能与环境改造. 2 版. 北京：华夏出版社.

刘艳慧，王玉环，黄方超. 2010. 新疆石河子市失能老人的生活质量. 中国老年学杂志，30（7）：964-967.

刘益梅. 2016. 上海市公办养老机构长期照护的困境及其对策探讨. 上海商学院学报，17（6）：

1-7.

柳璐. 2013. 国际老年长期照护筹资模式对我国的启示. 河南广播电视大学学报, 26（3）: 1-2.

龙静. 2016. 我国城市失能老人长期护理问题探究. 西南财经大学硕士学位论文.

罗尔斯 J. 1988. 正义论. 何怀宏, 何包钢, 廖申白译. 北京: 中国社会科学出版社.

罗娟, 刘灿泳, 张贝, 等. 2018. 上海养老基本公共服务均等化研究. 改革与开放, （6）: 93-96.

罗小华. 2014. 我国城市失能老年人长期照护问题研究. 西南财经大学博士学位论文.

吕凤竹. 2017. 有氧运动延缓老年人认知机能退化的研究. 民营科技, （4）: 267.

吕劲草. 2008. 我国城镇老年照料成本的影响因素分析. 长春理工大学硕士学位论文.

马绍东. 2007. 失能收入保险定价方法研究. 西南财经大学硕士学位论文.

马文娟, 王玉环. 2018. 居家非正式照护时间的影响因素. 中国老年学杂志, 38（14）: 3560-3563.

莫莉, 翟海龙. 2012. 英国老年护理院简介. 全科照护, 10（10）: 955-957.

倪赤丹. 2017. 老年长期照护服务体系构建的国际经验与中国路径. 改革与战略, 33（11）: 199-202.

倪荣, 刘新功, 朱晨曦. 2010. 社区卫生服务在城市失能老年人长期照护体系中的作用研究. 全科照护, 8（13）: 1134-1135.

潘金洪, 帅友良, 孙唐水, 等. 2012. 中国老年人口失能率及失能规模分析——基于第六次全国人口普查数据. 南京人口管理干部学院学报, 28（4）: 3-6, 32.

裴晓梅, 房莉杰. 2010. 老年长期照护导论. 北京: 社会科学文献出版社.

彭华民. 2012. 中国政府社会福利责任: 理论范式演变与制度转型创新. 天津社会科学, （6）: 77-83.

彭华民, 黄叶青. 2006. 福利多元主义: 福利提供从国家到多元部门的转型. 南开学报, （6）: 40-48.

彭荣. 2009. 基于马尔科夫模型的老年人口护理需求分析. 统计与信息论坛, 24（3）: 77-80.

彭小京. 2018. 基于持续照护模式的养老服务机构设施规划研究. 华南理工大学硕士学位论文.

齐红芳. 2012. 上海构建适度普惠型社会福利体系研究. 上海工程技术大学硕士学位论文.

丘海雄, 陈健民, 任焰. 1998. 社会支持结构的转变: 从一元到多元. 社会学研究, （4）: 33-39.

饶克勤, 尹力, 刘远立. 2000. 中国居民健康转型、卫生服务需求变化及其对经济、社会发展的影响（之一）. 中国卫生经济, 19（9）: 8-11.

日本厚生劳动省. 1998. 厚生劳动白书. http://www.mhlw.go.jp/toukei_hakusho/hakusho/kousei/1998/.

上海市民政局. 2017. 全面推进老年照护统一需求评估体系建设——解读上海市人民政府办公厅印发《关于全面推进老年照护统一需求评估体系建设的意见》. 社会福利, （2）: 16-17.

尚少梅, 李晓翠, 邓述华, 等. 2012. 国内外护理分级的比较分析. 中国护理管理, 12（11）: 7-10.

沈洁. 2014. 养老护理政策的目标. 社会保障研究（北京），（1）：72-87.

施巍巍. 2010. 日本长期照护保险制度研究. 经济研究导刊，（35）：284-285.

施巍巍. 2012. 发达国家老年人长期照护制度研究. 北京：知识产权出版社.

石阳. 2017. 人口老龄化与居民储蓄动态——基于养老保险视角的分析. 商业研究，（8）：
184-192.

世界卫生组织. 2003. 积极老龄化政策框架. 中国老龄协会译. 北京：华龄出版社.

世界卫生组织. 2015. 世界卫生组织发布《关于老龄化与健康的全球报告》. 中国卫生政策研
究，8（11）：78.

宋世斌. 2009. 我国医疗保障体系的债务风险及可持续性评估. 北京：经济管理出版社.

宋畹玖. 2011. 高龄化社会下长期看护风险与保险认知之研究——以台中市人民为例. 中南大学
博士学位论文.

苏群，彭斌霞，陈杰. 2015. 我国失能老年人长期照料现状及影响因素——基于城乡差异的视
角. 人口与经济，（4）：69-76.

孙博文. 2016. 炎症因子与老年人失能的相关性研究. 成都医学院硕士学位论文.

孙红，蔡虻，郭红，等. 2007. 病人分类系统应用于护理人力配置的研究进展. 中华护理杂志，
（7）：600-602.

孙华，耿晨. 2017. 南通基本照护保险制度建设及其启示. 中国医疗保险，（10）：37-41.

孙洁. 2017. 用服务分级规范护理保险. 中国社会保障，（4）：68-70.

孙金明，张国禄. 2018. 精准扶贫背景下中国失能老年人多维贫困研究——基于 2014 年中国老
年健康影响因素跟踪调查. 调研世界，（12）：8-13.

孙景贤，曾慧，张雪晴，等. 2013. 社区老年轻度认知功能障碍患者的认知损害特点. 中国老年
学杂志，33（10）：2331-2334.

孙祺宇. 2017. 可持续发展视阈下老年人长期照护保障研究. 吉林大学博士学位论文.

谭可. 2018. 日本长期照护保险制度发展及启示. 知识经济，（16）：41-42，44.

谭睿，卢婷. 2015. 长沙市老年长期护理费用测算及保障制度研究. 保险职业学院学报，29（5）：
27-31.

陶建国. 2009. 韩国老人长期看护保险法评介. 保险研究，（2）：100-104.

陶开宇. 2006. 对养老服务产业成本的宏微观因素探讨. 江苏商论，（9）：72-73.

田申. 2005. 我国老年人口长期护理需要与利用现状分析. 中国公共卫生管理，21（1）：71-73.

田思禹. 2018. 建立以需求为导向的长期护理保险制度. 上海社会科学院硕士学位论文.

田杨. 2014. 日韩老年长期照护保险政策对我国的启示. 老龄科学研究，（1）：72-80.

王昶，王三秀. 2016. 积极老龄化理念下老年精准扶贫的困境及应对路径. 探索，（2）：
136-142.

王春颖，刘新研，樊立华. 2012. 城乡社区老年人社会支持的现状. 中国老年学杂志，（1）：
120-121.

王迪. 2014. 长期护理保险体制的国际比较——基于德国、日本和美国模式的绩效评价. 复旦大学硕士学位论文.

王菲. 2013. 基于需求导向的老年护理服务对象分级模型研究. 复旦大学硕士学位论文.

王佳宇. 2017. 长期护理保险定价研究. 山东大学硕士学位论文.

王静, 吴明. 2008. 北京市某城区居家失能老年人长期照护方式选择的影响因素分析. 中国全科医学, （23）: 2157-2160.

王乐芝, 曾水英. 2015. 关于失能老人状况与老年长期护理保险的研究综述. 人口学刊, 37（4）: 86-91.

王新军, 郑超. 2014. 老年人健康与长期护理的实证分析. 山东大学学报（哲学社会科学版）, （3）: 30-41.

王兴霞, 罗华. 2015. 几种认知评估量表在阿尔茨海默病筛查中的应用. 临床合理用药杂志, 8（6）: 173-174, 179.

王玉环, 刘艳慧, 黄方超. 2010. 失能老年人社会支持与生活质量的相关性研究. 护理学杂志, 25（10）: 80-82.

韦公远. 2006. 美国的长期护理保险. 金融经济, （13）: 48-49.

魏华林, 何玉东. 2012. 中国长期护理保险市场潜力研究. 保险研究, （7）: 7-15.

文顺菊. 2016. 我国失能老人的照护需求与照护成本测算——基于 2013 年 CHARLS 全国基线大调查. 西南财经大学硕士学位论文.

文太林. 2018. 中国长期照护筹资相关研究述评. 四川理工学院学报（社会科学版）, 33（1）: 18-32.

邬沧萍, 杜鹏. 2012. 老龄社会与和谐社会. 北京: 中国人口出版社.

邬沧萍, 何玲, 孙慧峰. 2007. "未富先老" 命题提出的理论价值和现实意义. 人口研究, 31（4）: 46-52.

吴宏洛. 2013-12-23. 探索实行医养结合养老模式. 福建日报, 第 11 版.

吴玉韶, 党俊武, 刘芳, 等. 2014. 老龄蓝皮书: 中国老龄产业发展报告（2014）. 北京: 社会科学文献出版社.

吴园秀, 罗铁娇, 罗文华. 2014. 老年慢性病患者实施医养结合的实践与效果. 现代医院, 14（3）: 149-151.

武学慧. 2010. 上海市老年长期护理（LTC）供需实证研究. 上海工程技术大学硕士学位论文.

习近平. 2017. 决胜全面建成小康社会 夺取新时代中国特色社会主义伟大胜利——在中国共产党第十九次全国代表大会上的报告. 北京: 人民出版社.

夏伟伟. 2013. 我国失能老人长期照护体系的构建. 浙江工商大学硕士学位论文.

向田. 2016. 我国大中城市老年空巢家庭率已达 70%. 老同志之友, （2）: 14.

肖文文, 雷洋, 谢红. 2017. 养老护理服务中分级标准的研究现状. 中国护理管理, 17（9）: 1208-1212.

谢蔼. 2001. 日本的老人看护保险制度. 现代日本经济，（3）：22-25.

谢志辉. 2014. 加强法制建设改进城市失能老人长期照护服务. 经济研究导刊，（20）：293-294.

辛素飞，岳阳明，辛自强，等. 2018. 1996 至 2015 年中国老年人社会支持的变迁：一项横断历史研究. 心理发展与教育，34（6）：672-681.

熊必俊. 2007. 老龄化时代的居家与社区养老格局. 上海城市管理职业技术学院学报，（4）：51-53.

熊德凤，张冠庭，潘经光，等. 2014. 运用世界卫生组织《残疾评定量表》（WHODAS 2.0）评定香港残疾人士和慢性病患者的活动和参与障碍. 中国康复理论与实践，20（6）：508-512.

熊吉峰. 2014. 农村失能老人家庭照护者压力研究——以湖北潜江为例. 武汉科技大学学报（社会科学版），16（6）：637-642.

徐君. 2017. 我国"医养结合"养老模式研究. 山东中医药大学硕士学位论文.

徐萍. 2015. 南昌市社区居家失能老年人长期照护需求与分级照护内容的探究. 南昌大学硕士学位论文.

徐勤. 1995. 我国老年人口的正式与非正式社会支持. 人口研究，19（5）：23-27.

徐新鹏，王瑞腾，肖云. 2014. 冰山模型视角下我国失能老人长期照护服务人才素质需求分析. 西部经济管理论坛，25（1）：84-88.

许佳. 2013. 日本介护保险对中国老年照护保险制度建设的借鉴. 经济研究导刊，（1）：187-188.

薛坤，侯蔚蔚，王玉环，等. 2014. 失能老年人居家照护者照护负担及影响因素分析. 现代预防医学，41（3）：484-487.

杨翠迎，程煜. 2016-11-07. 建立长期护理保险制度的几点建议. 中国人口报.

杨建军，汤婧婕，汤燕. 2012. 基于"持续照顾"理念的养老模式和养老设施规划. 城市规划，（5）：20-26.

杨菊华，杜声红. 2018. 长期照护保险资金筹措：现状、困境与对策思考. 中国卫生政策研究，11（8）：12-18.

杨丽华. 2012. 农村失能老人的照护问题. 陕西老年学通讯，（2）：50-52.

杨莲秀. 2011. 城市社区照护在失能老年人口中的作用. 中国名城，（1）：20-23.

杨明旭. 2016. 中国人口多属性预测研究暨失能老人长期照护政策仿真. 浙江大学博士学位论文.

杨明旭，鲁蓓，米红. 2018. 中国老年人失能率变化趋势及其影响因素研究——基于 2000，2006 和 2010 SSAPUR 数据的实证分析. 人口与发展，24（4）：97-106.

杨少庆. 2017. 我国医养结合型机构养老服务模式问题研究. 东北财经大学硕士学位论文.

杨天红. 2017. 国家在长期照护社会保障中的功能定位与职责分工. 中共浙江省委党校学报，33（5）：92-99.

杨团. 2014. 以家庭为本、社区服务为基础的长期照护政策探索. 学习与实践，（6）：82-91.

杨小彬. 2016. 长期照护服务机构成本测算研究——以江西为例. 会计之友，（21）：65-69.

杨英华. 1999. 护理管理学. 北京：人民卫生出版社.

杨贞贞. 2014. 医养结合的社会养老服务筹资模式构建与实证研究. 浙江大学博士学位论文.

姚海明. 2006. 国外老年照护保险制度及对我国的启示. 现代经济探讨，（6）：41-44.

殷俊，李晓鹤. 2015. 法国长期护理津贴制度分析与经验借鉴. 保险研究，（11）：86-94.

殷磊，刘明. 2011. 中华护理学辞典. 北京：人民卫生出版社.

尹尚菁，杜鹏. 2012. 老年人长期照护需求现状及趋势研究. 人口学刊，（2）：49-56.

于建明. 2017. 德国的长期照护服务体系及启示. 中国民政，（3）：57-58.

于泽浩. 2009. 城市失能老年人家庭照护的困境及应对——以北京牛街为例. 社会福利，（4）：31-32.

郁晓霞. 2005. 关于社区照顾介入中国城市居家养老的分析. 公共管理高层论坛，（2）：89-103.

曾卫红，胡继伟，张若恬，等. 2014. 贫困山区农村老年人长期照护需求的实证研究——以陕西省安康地区为例. 西安交通大学学报（社会科学版），34（4）：61-68.

曾毅，陈华帅，王正联. 2012. 21世纪上半叶老年家庭照料需求成本变动趋势分析. 经济研究，47（10）：134-149.

张宝库，侯延武，王桂玲，等. 1994. RUG：一种新的支付医疗费用的慢性病例分类模式. 中国卫生事业管理，（10）：528-531.

张国琴，王玉环. 2011a. 新疆石河子市失能老年人心理健康状况及其相关因素. 中国老年学杂志，31（10）：1843-1845.

张国琴，王玉环. 2011b. 失能老年人社会支持与心理健康状况的相关性. 中国老年学杂志，31（11）：2070-2071.

张俊良，杨成洲. 2017. 长期照护保险财务制度的国际经验与借鉴. 社会保障研究，（4）：90-100.

张丽雅. 2015. 老年人长期照护问题与对策研究. 暨南大学硕士学位论文.

张明锁，杜远征. 2014. 失能老人"类家庭"照护模式构想. 东岳论丛，35（8）：26-29.

张涛，罗昊宇. 2018. 法国医养结合服务实践与思考. 中国卫生质量管理，（4）：128-130.

张曈，赵富才. 2011. 失能老人主要居家照顾者的照顾评价、社会支持与心理健康的关系. 中国健康心理学杂志，19（5）：563-564.

张薇，刘锦丹，王志红. 2010. 上海市家庭护理服务项目成本核算研究. 护理研究，24（29）：2650-2652.

张希，戴付敏，Welch M. 2014. 老年人长期照护需求及持续专业服务研究进展. 中国老年学杂志，34（24）：7121-7123.

张娴，俞群，徐东浩，等. 2012. 社区失能老人一体化长期照料模式的探索与实践. 中国全科医学，15（34）：3942-3944.

张笑天，吕海清，张亚林，等. 1995. 城市老年人长期照护保障体制探讨. 中国卫生事业管理，（9）：483-485.

张星. 2010. 人口老龄化背景下我国老年长期照护保险的研究. 吉林财经大学硕士学位论文.

张萱. 2010. 日本照护保险的经验教训及其对上海的启示. 华东师范大学硕士学位论文.

张燕. 2017. 社会支持理论视角下农村失能老人长期照护问题研究. 南昌大学硕士学位论文.

张伊宁. 2017. 老年人对长期照护服务的需求影响因素分析——以辽宁省鞍山市为例. 辽宁大学硕士学位论文.

张盈华. 2012. 老年长期照护的风险属性与政府职能定位：国际的经验. 西北大学学报（哲学社会科学版），42（5）：40-46.

张盈华. 2013. 老年长期照护制度的筹资模式与政府责任边界. 老龄科学研究，1（2）：27-35.

张莹. 2011. 日本介护保险制度中老年长期护理分级标准研究. 中国全科医学，14（22）：2544-2545.

张云英，王薇. 2012. 发达国家和地区空巢老年人长期照护的经验与启示. 社会保障研究，（6）：17.

赵怀娟. 2009. 安徽省农村老年人非正式照顾研究. 合肥学院学报（社会科学版），26（4）：11-14.

赵怀娟. 2013. 城市失能老人机构照护需要及需要满足研究——以南京市调查为例. 中国卫生事业管理，30（4）：315-319.

赵青，李珍. 2018. 英国长期照护：基本内容、改革取向及其对我国的启示. 社会保障研究，（5）：96-103.

赵向红. 2012. 城市失能老人长期照料问题的应对之策. 贵州社会科学，（10）：129-132.

浙江省老年人长期照护保障制度研究课题组. 2013. 浙江省老年人长期照护费用保障机制研究. 老龄科学研究，1（2）：36-45.

郑婧，李瑞玲，王亚霖，等. 2016. 老年脑卒中患者主要照护者照顾负担及影响因素研究. 中国实用护理杂志，32（6）：421.

郑清霞. 2013. 长期照护保险的财务规划. 海峡两岸农村社会保险理论与实践研究论文集.

郑雄飞. 2012. 一种伙伴关系的建构：我国老年人长期照护问题研究. 华东师范大学学报（哲学社会科学版），44（3）：135-142，156.

郑阳雨璐，潘国臣，陈森松. 2018. 财务可持续的长期照护制度构建研究——基于台湾地区的经验. 社会保障研究，（3）：102-112.

中国老龄科学研究中心课题组. 2011. 全国城乡失能老年人状况研究. 残疾人研究，（2）：11-16.

中华人民共和国国家统计局. 2011. 2010 年第六次全国人口普查主要数据公报（第 1 号）. 中国计划生育学杂志，54（8）：511-512.

中华人民共和国国家统计局. 2018. 中国统计年鉴. 北京：中国统计出版社.

钟彩英，吴翠平，黄树琴，等. 2016. 深圳市社区失能老人现状及其家庭病床服务需求调查. 黑龙江医学，40（5）：457-459.

周琛. 2007. 德日两国的长期护理保险制度比较及我国 LTCI 建立构想. 法制与社会，（2）：345-346.

周芳. 1998. 美国的长期护理保险及其对我国的借鉴. 外国经济与管理，（2）：34-36.

周海珍，杨馥忆. 2014. 长期护理保险定价模型比较与分析. 财经论丛，（8）：44-50.

周加艳，沈勤. 2017. 日本长期护理保险 2005-2017 年改革述评与启示. 社会保障研究，（4）：101-112.

周晶. 2017. 长期照护保险制度：日本经验及对中国的启示. 社会建设，4（5）：23-36.

周燕，郭起浩，洪震. 2009. 中文修订版智能筛查检测在阿尔茨海默病和轻度认知损害评估中的作用. 中国临床神经科学，17（1）：49-53.

周云. 2000. 家庭成员年龄特点与家庭养老. 中国人口科学，（2）：28-33.

朱凤梅. 2018. 老龄化时代下的养老反思. 金融博览，（10）：20-21.

朱铭来，贾清显. 2009. 我国老年长期护理需求测算及保障模式选择. 中国卫生政策研究，2（7）：32-38.

朱铭来，朱浩. 2016. 长期照护保险的筹资规模和机制探讨. 中国医疗保险，（9）：31-33.

朱之鑫. 2002. 国际统计年鉴（2002）. 北京：中国统计出版社.

卓志，李恒奇，陈涛，等. 2006. 保险精算通论. 成都：西南财经大学出版社.

Abdellah F G，Levine E. 1988. Better patient care through nursing research（7）. Kango Tenbo，13（8）：936-942.

Agree E M，Freedman V A，Cornman J C，et al. 2005. Reconsidering substitution in long-term care：when does assistive technology take the place of personal care? The Journals of Gerontology Series B-Psychological Sciences and Social Sciences，60（5）：S272-S280.

Albrecht M N. 1991. Home health care：reliability and validity testing of a patient-classification instrument. Public Health Nursing，8（2）：124-131.

Alemayehu B，Warner K E. 2004. The lifetime distribution of health care costs. Health Services Research，39（3）：627-642.

Alichniewicz K K，Brunner F，Klünemann H H，et al. 2012. Structural and functional neural correlates of visuospatial information processing in normal aging and amnestic mild cognitive impairment . Neurobiology of Aging，33（12）：2782-2797.

Andersson R B K. 1997. Welfare states in transition：national adaptations in global economies by Gøsta Esping-Andersen. Acta Sociologica，40（4）：420-422.

Antonucci T C，Jackson J S. 1987. Social support，interpersonal efficacy，and health：a life course perspective//Carstensen L L，Edelstein B A. Handbook of Clinical Gerontology. Oxford：

Pergamon Press: 291-311.

Arntz M, Sacchetto R, Spermann A, et al. 2007. The German social long-term care insurance-structure and reform options. IZA Discussion Paper.

Barresi C M, Stull D E. 1993. Ethnic Elderly and Long-Term Care. New York: Churchill Livingstone.

Bell J A, Sabia S, Singh-Manoux A, et al. 2017. Healthy obesity and risk of accelerated functional decline and disability. International Journal of Obesity, 41（6）: 866.

Bengtson V L, Rosenthal C, Burton L. 1990. Families and aging: diversity and heterogeneity// Binstock R H, George L K. Handbook of Aging and the Social Sciences. New York: Academic Press: 263-287.

Binstock R H, George L K. 2011. Handbook of Aging and the Social Sciences. 6th ed. London: Elsevier.

Bonsang E. 2009. Does informal care from children to their elderly parents substitute for formal care in Europe? Journal of Health Economics, 28（1）: 143-154.

Bosworth H B, Schaie K W. 1997. The relationship of social environment, social networks, and health outcomes in the seattle longitudinal study: two analytical approaches. The Journals of Gerontology Series B-Psychological Sciences and Social Sciences, 52（5）: 197-205.

Bowling A. 2008. Enhancing later life: how older people perceive active ageing? Aging and Mental Health, 12（3）: 293-301.

Brodsky J, Habib J, Mizrahi I, et al. 2000. Long-term care laws in five developed countries: a review. WHO.

Bryant J, Sonerson A. 2006. Gauging the cost of aging. Finance and Development, 43（3）: 48-50.

Cassel J. 1976. The contribution of the social environment to host resistance: the fourth Wade Hampton Frost lecture. American Journal of Epidemiology, 104（2）: 107-123.

Chan K Y, Li X, Chen W, et al. 2017. Prevalence of chronic obstructive pulmonary disease （COPD）in China in 1990 and 2010. Journal of Global Health, 7（2）: 020704.

Chappell N L, Dlitt B H, Hollander M J, et al. 2004. Comparative costs of home care and residential care. The Gerontologist, 44（3）: 389-400.

Cobb S. 1976. Social support as a moderator of life stress. Psychosomatic Medicine, 38（5）: 300-314.

Cohen S, Gottlieb B H, Underwood L G. 2001. Social relationships and health: challenges for measurement and intervention. Advances in Mind-Body Medicine, 17（2）: 129.

Colombo F, Llena-Nozal A, Mercier J, et al. 2011. OECD Health Policy Studies Help Wanted? Providing and Paying for Long-Term Care. Paris: OECD Publishing.

Counsell S R, Callahan C M, Clark D O, et al. 2007. Geriatric care management for low-income seniors: a randomized controlled trial. JAMA, 298（22）: 2623-2633.

Crews J E, Chou C F, Sekar S, et al. 2017. The prevalence of chronic conditions and poor health among people with and without vision impairment, aged≥65 Years, 2010–2014. American Journal of Ophthalmology, 182: 18-30.

Cromwell D A, Eagar K, Poulos R G. 2003. The performance of instrumental activities of daily living scale in screening for cognitive impairment in elderly community residents. Journal of Clinical Epidemiology, 56（2）: 131.

Crystal S, Johnson R, Harman J, et al. 2000. Out-of-pocket health care costs among older Americans. Journal of Gerontology: Social Sciences, 55（1）: S51-S62.

Cullinan J, Gannon B, Lyons S. 2011. Estimating the extra cost of living for people with disabilities. Health Economics, 20（5）: 582-599.

de Deyn P P, Goeman J, Vervaet A, et al. 2011. Prevalence and incidence of dementia among 75-80-year-old community-dwelling elderly in different districts of Antwerp, Belgium: the Antwerp Cognition （ANCOG） study. Clin Neurol Neurosurg, 113（9）: 736-745.

de la Rica-Escuín M, González-Vaca J, Varela-Pérez R, et al. 2014. Frailty and mortality or incident disability in institutionalized older adults: the FINAL study. Maturitas, 78（4）: 329-334.

de Wolf A C, Tate R L, Lannin N A, et al. 2012. The World Health Organization Disability Assessment Scale, WHODAS Ⅱ: reliability and validity in the measurement of activity and participation in a spinal cord injury population. Journal of Rehabilitation Medicine, 44（9）: 747-755.

Demura S, Sato S, Minami M, et al. 2003. Gender and age differences in basic ADL ability on the elderly: comparison between the independent and the dependent elderly. Journal of Physiological Anthropology and Applied Human Science, 22（1）: 19-27.

Diehl M. 1998. Everyday competence in later life: current status and future directions. The Gerontologist, 38（4）: 422-433.

Donoghue O A, Savva G M, Cronin H, et al. 2014. Using timed up and go and usual gait speed to predict incident disability in daily activities among community-dwelling adults aged 65 and older. Archives of Physical Medicine and Rehabilitation, 95（10）: 1954-1961.

Du A T, Schuff N, Amend D, et al. 2001. Magnetic resonance imaging of the entorhinal cortex and hippocampus in mild cognitive impairment and Alzheimer's disease. Journal of Neurology Neurosurg & Psychiatry, 71（4）: 441-447.

Dullaway D, Elliott S. 1998. Long-term care insurance: a guide to product design and pricing. Staple Inn Actuarial Society.

Dunlop D D, Hughes S L, Manheim L M. 1997. Disability in activities of daily living: patterns of change and a hierarchy of disability. American Journal of Public Health, 87（3）: 378-383.

Dykstra P A. 1995. Loneliness among the never and formerly married: the importance of supportive friendships and a desire for independence. The Journals of Gerontology Series B-Psychological Sciences and Social Sciences, 50（5）: S321-S329.

Fagerström L, Rainio A K. 1999. Professional assessment of optimal nursing care intensity level: a new method of assessing personnel resources for nursing care. Journal of Clinical Nursing, 8（4）: 369-379.

Ferrer I. 2012. Defining Alzheimer as a common age-related neurodegenerative process not inevitably leading to dementia. Progress in Neurobiology, 97（1）: 38-51.

Finchum T, Weber J A. 2000. Applying continuity theory to older adult friend-ships. Journal of Aging and Identity, 9（10）: 159-168.

Folstein M F, Folstein S E, McHugh P R. 1975. "Mini-mental state": a practical method for grading the cognitive state of patients for the clinician. Journal of Psychiatrich Research, 12: 189-198.

Freedman V A. 1996. Family structure and the risk of nursing home admission. The Journals of Gerontology Series B-Psychological Sciences and Social Sciences, 51（2）: S61-S69.

Fries B E, Schneider D P, Foley W J, et al. 1994. Refining a case-mix measure for nursing homes resource utilization groups. Medical Care, 32（7）: 668-685.

Fujisawa R, Colombo F. 2009. The long-term care workforce: overview and strategies to adapt supply to a growing demand. OECD Health Working Papers.

Geraedts M, Heller G V, Harrington C A. 2000. Germany's long-term-care insurance: putting a social insurance model into practice. Milbank Quarterly, 78（3）: 375-401.

Gerrard P. 2013. The hierarchy of the activities of daily living in the Katz index in residents of skilled nursing facilities. Journal of Geriatric Physical Therapy, 36（2）: 87-91.

Golant S M. 2008. Low-income elderly homeowners in very old dwellings: the need for public policy debate. Journal of Aging & Social Policy, 20（1）: 1-28.

Goodwin N, Sonola L, Thiel V, et al. 2013. Co-ordinated care for people with complex chronic conditions: key lessons and markers for success. London: The King's Fund.

Graf C. 2008. The lawton instrumental activities of daily living scale. The American Journal of Nursing, 108: 52-58, 61-63.

Gureje O, Ogunniyi A, Kola L, et al. 2010. Functional disability in elderly Nigerians: results from the Ibadan study of aging. Journal of the American Geriatrics Society, 54（11）: 1784-1789.

Hawes C, Mor V, Phillips C D, et al. 1997. The OBRA-87 nursing home regulations and implementation of the resident assessment instrument: effects on process quality. Journal of the American Geriatrics Society, 45（8）: 977-985.

Herrick C M, Ainsworth A D. 2000. Invest in yourself: yoga as a self-care strategy. Nursing Forum, 35（2）: 32-36.

Ikegami N, Campbell J C. 2004. Japan's health care system: containing costs and attempting reform. Health Affairs, 23（3）: 26-36.

Jagger C, Matthews R, Lindesay J, et al. 2011. The impact of changing patterns of disease on disability and the need for long-term care. Eurohealth, 17（2）: 7.

Joël M E, Dufour-Kippelen S, Duchêne C, et al. 2010. The long-term care system for the elderly in France. ENEPRI Research Report.

Johnson J K, Gross A L, Pa J, et al. 2012. Longitudinal change in neuropsychological performance using latent growth models: a study of mild cognitive impairment. Brain Imaging and Behavior, 6（4）: 540-550.

Jones B L. 1994. Actuarial calculations using a Markov model. Transactions of the Society of Actuaries, 46: 227-250.

Jones J, Wilson A, Parker H, et al. 1999. Economic evaluation of hospital at home versus hospital care: cost minimisation analysis of data from randomised controlled trial. BMJ, 319（7224）: 1547-1550.

Kalyani R R, Ji N, Carnethon M, et al. 2017. Diabetes, depressive symptoms, and functional disability in African Americans: the Jackson heart study. Journal of Diabetes and Its Complications, 31（8）: 1259-1265.

Kane R A, Kane R L. 1987. Long-Term Care: Principles, Programs, and Policies. New York: Springer.

Katz S, Ford A B, Moskowitz R W, et al. 1963. The index of ADL: a standardized measure of biological and psychosocial function. The Journal of the American Medical Association, 185: 914-919.

Kemper P. 2003. Long-term care research and policy. Gerontologist, 43（4）: 436-446.

Lantz P M, House J S, Lepkowski J M, et al. 1998. Socioeconomic factors, health behaviors, and mortality: results from a nationally representative prospective study of US adults. The Journal of the American Medical Association, 279（21）: 1703-1708.

Lawton M P, Brody E M. 1969. Assessment of older people: self-maintaining and instrumental activities of daily living. The Gerontologist, 9（3）: 179-186.

Lawton M P, Kovar M G. 1994. Functional disability: activities and instrumental activities of daily living. Annual Review of Gerontology & Geriatrics, 14（1）: 55-57.

Leinonen A M. 2011. Adult children and parental care-giving: making sense of participation patterns among siblings. Ageing and Society, 31（2）: 308-327.

Lin H, Prince J T. 2016. Determinants of private long-term care insurance purchase in response to the partnership program. Health Services Research, 51（2）: 687-703.

Linn M W. 1967. A rapid disability rating scale. Journal of the American Geriatrics Society, 15（2）: 211-214.

Linn M W, Linn B S. 1982. The rapid disability rating scale—2. Journal of the American Geriatrics Society, 30（6）: 378-382.

Liu K, Manton K G, Aragon C. 2000. Changes in home care use by disabled elderly persons: 1982-1994. The Journals of Gerontology Series B-Psychological Sciences and Social Sciences, 55（4）: S245-S253.

Lubitz J, Beebe J, Baker C. 1995. Longevity and medicare expenditures. New England Journal of Medicine, 332（15）: 999-1003.

Lubkin I M, Larsen P D. 2006. Chronic Illness: Impact and Interventions. London: Jones & Bartlett Learning.

Lynch J W, Kaplan G A, Shema S J. 1997. Cumulative impact of sustained economic hardship on physical, cognitive, psychological, and social functioning. New England Journal of Medicine, 337（26）: 1889-1895.

Mahoney F I, Barthel D W. 1965. Functional evaluation: the Barthel index: a simple index of independence useful in scoring improvement in the rehabilitation of the chronically ill. Maryland State Medical Journal, 14（14）: 61-65.

Malley J. 2010. Measuring the quality of long-term care in England. Eurohealth, 16（2）: 21-24.

Manton K G, Lamb V L, Gu X L. 2007. Medicare cost effects of recent U.S. disability trends in the elderly future implications. Journal of Aging & Health, 19（3）: 359-381.

Mason K O. 1992. Family change and support of the elderly in Asia: what do we know? Asia-Pacific Population Journal/United Nations, 7（3）: 13-32.

Matthews S H, Litwak E. 1986. Helping the elderly: the complementary roles of informal networks and formal systems. Contemporary Sociology, 15（5）: 719.

McDonald P. 1984. Can the family survive? Melbourne Australian Institute of Family Studies.

McKinlay J B, Crawford S L, Tennstedt S L. 1995. The everyday impacts of providing informal care to dependent elders and their consequences for the care recipients. Journal of Aging and Health, 7（4）: 497-528.

Moreno R, Miranda D R, Fidler V, et al. 1998. Evaluation of two outcome prediction models on an independent database. Critical Care Medicine, 26（1）: 50-61.

Murray C J L, Callender C S K H, Kulikoff X R, et al. 2018. Population and fertility by age and sex for 195 countries and territories, 1950-2017: a systematic analysis for the global burden of disease study 2017. The Lancet, 392（10159）: 1995-2051.

National Alliance for Caregiving and American Association of Retired Persons. 1997. Family

Caregiving in the US: Findings from a National Survey.

Nielsen M, Blenkner M, Bloom M, et al. 1972. Older persons after hospitalization: a controlled study of home aide service. American Journal of Public Health, 62 (8): 1094-1101.

Nocon A, Pearson M. 2000. The roles of friends and neighbours in providing support for older people. Ageing and Society, 20 (3): 341-367.

Noonan A E, Tennstedt S L. 1997. Meaning in caregiving and its contribution to caregiver well-being. The Gerontologist, 37 (6): 785-794.

Noyes B. 1994. Inter-rater reliability: regaining credibility with your staff and financial officer while meeting JCAHO standards. Journal of Nursing Administration, 24 (9): 7-8.

OECD. 1996. Ageing in OECD Countries: A Critical Policy Challenge. Paris: OECD.

OECD. 2005. Long-term Care for Older People. Paris: OECD Publishing.

OECD. 2011. France Long-Term Care. http://www.oecd.org/dataoecd/11/62/47902097.pdf.

Pedersen P M, Jørgensen H S, Nakayama H, et al. 1997. Comprehensive assessment of activities of daily living in stroke. The copenhagen stroke study. Archives of Physical Medicine and Rehabilitation, 78 (2): 161-165.

Pérès K, Helmer C, Amieva H, et al. 2008. Natural history of decline in instrumental activities of daily living performance over the 10 years preceding the clinical diagnosis of dementia: a prospective population-based study. Journal of the American Geriatrics Society, 56 (1): 37-44.

Peron E P, Gray S L, Hanlon J T. 2011. Medication use and functional status decline in older adults: a narrative review. The American Journal of Geriatric Pharmacotherapy, 9 (6): 378-391.

Pfeffer R I, Kurosaki T T, Harrah C H, Jr, et al. 1982. Measurement of functional activities in older adults in the community. Journal of Gerontology, 37 (3): 323-329.

Pfeiffer E. 1975. A short portable mental status questionnaire for the assessment of organic brain deficit in elderly patients. Journal of the American Geriatrics Society, 23 (10): 433-441.

Phelan E A, Anderson L A, Lacroix A Z, et al. 2004. Older adults' views of "successful aging" —How do they compare with researchers' definitions? Journal of the American Geriatrics Society, 52 (2): 211-216.

Picone G, Wilson R M. 1999. Medicare home health agency utilization, 1984-1994. Inquiry, 36 (3): 291-303.

Portrait F, Lindeboom M, Deeg D. 2000. The use of long-term care services by the Dutch elderly. Health Economics, 9 (6): 513-531.

Reppermund S, Sachdev P S, Crawford J, et al. 2011. The relationship of neuropsychological function to instrumental activities of daily living in mild cognitive impairment. International Journal of Geriatric Psychiatry, 26 (8): 843-852.

Rickayzen B D, Walsh D E P. 2002. A Multi-state model of disability for the United Kingdom: implications for future need for long-term care for the elderly. British Actuarial Journal, 8（2）: 341-393.

Roth G A, Johnson C, Abajobir A, et al. 2017. Global, regional, and national burden of cardiovascular diseases for 10 causes, 1990 to 2015. Journal of the American College of Cardiology, 70（1）: 1-25.

Rothgang H. 2010. Social insurance for long-term care: an evaluation of the German model. Social Policy & Administration, 44（4）: 436-460.

Rowe J W, Kahn R L. 1987. Human aging: usual and successful. Science, 237（4811）: 143-149.

Rowe J W, Kahn R L. 1997. Successful aging. The Gerontologist, 37（4）: 433-440.

Seeman T E, Kaplan G A, Knudsen L, et al. 1987. Social network ties and mortality among tile elderly in the Alameda County study. American Journal of Epidemiology, 126（4）: 714-723.

Seifer S. 1987. The impact of PPS on home health care: a survey of thirty-five home health agencies. Caring: National Association for Home Care Magazine, 6（4）: 10-12.

Seo B H, Cho Y J, Park J K, et al. 2005. Model for thermal conductivities in spun yarn carbon fabric composites. Polymer Composites, 26（6）: 791-798.

Shellenbarger S. 1997-03-12. We take better care of our elderly parents than most realize. Wall Street Journal.

Shimada H, Makizako H, Tsutsumimoto K, et al. 2017. Motoric cognitive risk syndrome: association with incident dementia and disability. Journal of Alzheimer's Disease, 59（1）: 77-84.

Sigureardóttir, Sigurveig H, Bravell M E. 2013. Older caregivers in Iceland: providing and receiving care. Nordic Social Work Research, 3（1）: 4-19.

Spector W D, Katz S, Murphy J B, et al. 1987. The hierarchical relationship between activities of daily living and instrumental activities of daily living. Journal of Chronic Diseases, 40（6）: 481-489.

Steinerte V, Vetra A. 2016. The World Health Organization Disability Assessment Scale（WHODAS II）: Links Between Self-rated Health and Objectively Defined and Clinical Parameters in the Population of Spinal Cord Injury.

Strawbridge W J, Wallhagen M I, Cohen R D. 2002. Successful aging and well-being: self-rated compared with Rowe and Kahn. The Gerontologist, 42（6）: 727-733.

Teng E L, Hasegaua K, Homma A, et al. 1994. The cognitive abilities screening instrument（CASI）: a practicat test for cross-cultural epidemidogical studies of dementia. International Psychogeriatrics, 6（1）: 45-58.

Trukeschitz B，Schneider U. 2012. Long-term care financing in Austria//Costa-Font J，Courbage C. Financing Long-Term Care in Europe. New York：Palgrave Macmillan.

U.S. Census Bureau. 2005. U. S. Interim Projections by Age，Sex，Race and Hispanic Origin.

UNICEF. 2013. The State of the World's Children 2013：Children with Disabilities.

United Nations. 1956. The Aging of Populations and Its Economic and Social Implications.

United Nations. 2002. World Population Ageing，1950-2050.

Üstün T B，Chatterji S，Kostanjsek N，et al. 2010. Developing the World Health Organization disability assessment schedule 2.0. Bulletin of the World Health Organization，88：815-823.

Vittengl J R，White C N，McGovern R J，et al. 2006. Comparative validity of seven scoring systems for the instrumental activities of daily living scale in rural elders. Aging & Mental Health，10（1）：40-47.

Waidmann T A，Liu K. 2000. Disability trends among elderly persons and implications for the future. The Journals of Gerontology Series B-Psychological Sciences and Social Sciences，55（5）：S298-S307.

Ward G，Jagger C，Harper W. 1998. A review of instrumental ADL assessments for use with elderly people. Reviews in Clinical Gerontology，8（1）：65-71.

WHO. 1988. WHO Psychiatric Disability Assessment Schedule（WHO/DAS）. Geneva：WHO.

WHO. 2001. International Classification of Functioning，Disability and Health：ICF. Geneva：WHO.

WHO. 2007. International Classification of Functioning，Disability and Health：Children and Youth Version. Geneva：WHO.

WHO，World Bank. 2011. World Report on Disability 2011. https://apps.who.int/iris/handle/10665/44575.

Willis S L. 1996. Everyday cognitive competence in elderly persons：conceptual issues and empirical findings. The Gerontologist，36（5）：595-601.

Wittenberg R，Pickard L，Comas-Herrera A，et al. 2001. Demand for long-term care for older people in England to 2031. Health Statistics Quarterly，（12）：5-17.

Yokota R T C，Berger N，Nusselder W J，et al. 2015. Contribution of chronic diseases to the disability burden in a population 15 years and older，Belgium，1997-2008. BMC Public Health，15（1）：229.

Zaidi A，Burchardt T. 2005. Comparing incomes when needs differ：equalization for the extra costs of disability in the UK. Review of Income and Wealth，51（1）：89-114.

Zarit S H，Reever K E，Bach-Peterson J. 1980. Relatives of the impaired elderly：correlates of feelings of burden. The Gerontologist，20（6）：649-655.

后　　记

当我的同事项莉教授找到我探讨本书的研究命题时，我正执迷于研究我国医疗保障体系对人群疾病经济风险的应对能力，并没有对本书命题的研究深以为意。然而，随着对本书研究的不断深入，我豁然发现关于老年人长期照护服务的研究将不但是一个热门的研究选题，而且是一个于人于己都值得深入探讨的命题。

当我着手准备将本书研究的所有成果以这本专著的形式展现出来的时候，已经明白了一个非常重要的道理：老年人失能、慢性病与健康贫困本质上只是互为因果的恶性循环而已。而这里的三个关键词——老年人、慢性病、健康贫困——正是本人既往、现在以及未来研究的主要领域和方向。明白了这个道理，在撰写本书的过程中，特别是在最终提出我国长期照护体系整体构想的时候，时常试图将这三者综合起来思考，尽量避免以偏概全。

为了让书中的立论更理性、严谨，我在撰写过程中反复进行视角的切换，分别站在失能老年人需求的角度和服务提供管理的角度来审视制度化的长期照护体系应该包括哪些要素、要素之间如何关联。因而，我才能够更加客观和理性地认识到，在失能老年人健康需求激增而政府财力资源和健康相关服务资源均有限的现阶段，在目前医疗保障面临不断加剧的基金风险的情形下，我国即将构建的长期照护体系必须形成正式照护体系与非正式照护体系互补的格局、必须立足于现实国情国力将有限的资源高效地运用到最紧迫需要的群体。

得益于中央高校基本科研业务费、华中科技大学自主创新项目的资助，得益于包括项莉教授在内的诸多同行学者的指导，也得益于研究过程中调研现场机构提供的鼎力协助，本书研究得以顺利完成。虽然在研究过程中广泛学习吸纳了相关学者的学术观点和国内外相关实践经验，但本书是从现象的观察入手，在对现象进行归纳凝练的基础上提出了独特的观点。而且关于长期照护体系主体框架设计的部分关键观点与学术主流观点并不完全一致，仅供各位读者参考，并欢迎探讨交流、批评指正。